歯科医院経営
実践マニュアル

患者さんを増やす仕組みづくり

澤泉 千加良 著

クインテッセンス出版株式会社　2006

Tokyo, Berlin,Chicago, London, Paris, Barcelona, Istanbul, Milano, São Paulo, Moscow, Prague, Warsaw, New Delhi, and Beijing

まえがき

この本は「たくさんの患者さんに来院していただける歯科医院をつくって、より多くの患者さんに貢献したい」「自医院と出会ってよかったと、患者さんに思っていただける歯科医院をつくりたい」「医院を発展させ続けて、永続的に地域の人たちに貢献できる歯科医院をつくりたい」という先生方に、これらのことを実現している歯科医院の先生が実際に行っている方法を紹介したものです。

私どもの会社では、歯科医院の増患増収をサポートする「トップ1％歯科医院倶楽部」を主宰して、全国の65軒を超える歯科医院のサポートをさせていただいていますが、東京都内で開業されている会員歯科医院様は、厳しいといわれて久しい歯科医院経営環境の中で、3年連続対前年比120％を超える売上げアップを続けておられます。

また、当社では〝歯科医院サポートパートナー〟として生命保険営業や会計事務所の方々に、歯科医院経営コンサルティングノウハウを伝授して、お客様や顧問先の歯科医院の増患増収サポートを行っています。現在、サポートパートナーは100人を超え、全国で活躍されていますが、その方々から増患増収ノウハウ提供やサポートを受けた結果、月の売上げが100万円以上も増えたという歯科医院も出てきています。

一般的には厳しいといわれている歯科医院経営環境の中で、なぜこのように業績アップを続けられるのかというと、それらの医院では、現在の患者さんの意識や行動に合った医院経営を実践しているからです。

①患者さんが「歯について」「歯科医師」に対して関心を強く示すようになっている

この数年間に、二度も健康保険の自己負担が多くなったことや、各メーカーから次々に発売される健康関連商品・予防商品や、CMやマスメディアなどの報道による健康意識の高まり、そして一連の不祥事によって、患者さんが「歯」や、歯科医師である皆さんに対して関心を示すようになっています。

②インターネット普及による患者さんの行動変化

インターネットが普及したことによって、患者さんは、たくさんの情報を比較して、その中から自分に合った情報を選択する習慣ができてきました。ただし、情報量がいきなり増えたために、自分に合った情報を選択することが難しくなり、結果的に〝信頼できる人からの口コミや紹介〟の重要性が増してきたのです。

こうした患者さんの意識や行動が変化してきたおかげで、患者さんのほうを向いて、一生懸命に頑張って診療や経営を行っている歯科医師の方々の情報が患者さんに届くようになってきました。業績アップを続けている医院では、このような現在の患者さんの意識・行動の変化を医院経営に最大限に活かせる「患者さんが集まってくる歯科医院の仕組み」

をつくっておられます。

そこで、この本では「トップ1％歯科医院倶楽部」の会員歯科医院様が実践して、現実に高い成果をあげていただいている「患者さんが集まってくる歯科医院の仕組み」を、第1章から順番にお読みいただき、実践していただくことで、つくり上げることができるようにまとめています。

とはいえ、ご多忙な先生には、第1章で、患者さんを増やすには院内に仕組みをつくる必要があること、その仕組みづくりの基本的な考え方を理解していただいたら、取り組んでみたい項目、関心のある項目からお読みいただいてもいいように、各項目・各ノウハウを独立させていますので、ご活用ください。

この本が、皆さんの〝想い〟を実現するために、実際にお役に立てれば幸いです。

2006年4月5日

「トップ1％歯科医院倶楽部」主宰
有限会社ファイナンシャルプラス
代表取締役　澤泉　千加良

●もくじ

第5章　紹介の患者さんにたくさん集まってもらう／117

第6章　クレームを生まない、患者さんとの信頼関係を築きあげるフォローの仕組み／165

第1章

患者さんが集まってくる歯科医院の仕組み

1 患者さんが集まってくる歯科医院の仕組みとは

「日中のサラリーマンのアポイントが減り続けて困っています」

「夜間の時間帯に来院する患者さんが、半分以下になってしまい悩んでいます」

「予防の患者さんをなかなか増やせないのですが……」

これらは、当社がサポートしている歯科医院やメルマガ読者、そしてセミナー参加者の歯科医院経営者の方々から当社に寄せられる相談の一部ですが、そのほとんどが「患者さんが減り続けている、患者さんを増やすためには何かよい方法はないか？」ということについてです。

皆さんの医院はいかがでしょうか？　同じような課題を抱えておられるという方も多いのではないでしょうか？

この課題を解決することが、歯科医院経営に関わるかなりの問題点を解消するはずです。そのキーになるのが「患者さんが集まってくる歯科医院の仕組みづくり」なのです。

私は以前、外資系の生命保険会社と代理店で営業として、約10年間歯科医師専門に生命保険を活用したリスクマネジメントのサポートをしていました。

その仕事を通してお会いした歯科医院経営者、おうかがいした歯科医院は３００医院を超え、お客様も１００人を超えました。たぶん読者のどの先生方よりも多くの医院におうかがいして、多くの歯科医院経営者の方々の医院経営について知っているのではないかと思います。

実は、３００人以上の歯科医院経営者の方々とお話して気づいたことがありました。毎日毎日たくさんの患者さんが来られていて、何年間も順調な医院経営を続けられている医院と、開業して数年間が過ぎてもなかなか患者さんが増えずに、医院経営に苦しんでいる医院があることです。

さらに、その両方のタイプの先生からお話を聞いていて気づいたことがあります。それは「うまくいく医院にはうまくいく共通の理由があり、うまくいかない医院にはうまくいかない共通の理由がある」ということです。

以前、私は生命保険のお客様へのアフターフォローとして、なかなか患者さんが増えない先生の医院で「**患者さんが集まってくる歯科医院の仕組みづくり**」のお手伝いをしたところ、飛躍的に患者さんが増え続け喜んでいただいた経験があります。

東京都内に、二つの歯科医院が数年前のほぼ同時期に、10ｍほどしか離れていないところで開業しました。現在、Ａ歯科医院の月のレセプト枚数が４５０枚、Ｂ歯科医院は１７０枚、同じ立地に同じ年代の先生です。

①いかにして歯科医院に来てもらうか
②いかにして歯科医院のファンになってもらうか
③いかにして患者さんをフォローするか

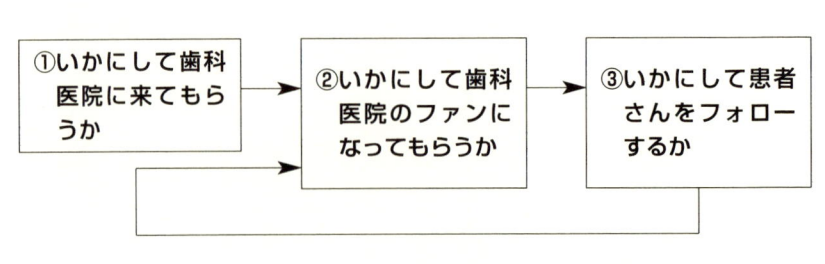

なぜ、このような差が出るのでしょうか？

その理由こそが、本書でご紹介する「患者さんが集まってくる歯科医院の仕組み」ということに他ならないのです。この二つの差の原因になる「患者さんが集まってくる歯科医院の仕組みづくり」を、具体例をまじえてわかりやすく説明していくことにします。

まず「患者さんが集まってくる歯科医院の仕組み」とはどんなものなのかから、説明していくことにしましょう。

簡単にいうと、上の図のように三つに分かれ、それぞれが関連する仕組みです。この一連の仕組みを医院でつくることが、患者さんを増やし続けるのには必要になってくるのです。

「そんなことは、もうやっているよ！」という先生もいると思いますが、これまでお会いした先生で一番多い例が、②の一つの部分の「治療」、患者さんが満足する治療を提供することで、①②③全部をカバーできると思っているケースです。つまり「治療だけで患者さんを増やす仕組み」です。確かに、ほんの数％の先生は実現可能だと思いますが、至難の業です。

それよりも、これまでの「治療だけで患者さんを増やす仕組み」に

①と③をプラスし、そして②に＋αをしたほうが、簡単に「患者さんが集まってくる歯科医院の仕組み」をつくることができます。そして、結果的に②の一つである歯科医師にしかできない「治療」に専念できる仕組みをつくり上げることができるのです。

そこで、①いかにして歯科医院に来てもらうかについて少し詳しくお話しします。

①を言葉を変えていうと「新規患者さん」、いわゆる「新患」にいかに歯科医院に来てもらうかということになります。それには、大きく分けると二つの仕組みが必要になってきます。

一つは、これまでまったく歯科医院に来たことのない患者さんに来てもらう仕組みです。

そしてもう一つが、いわゆる「紹介患者さん」と呼んでいる、一度歯科医院に来院された患者さんから〝紹介していただいた患者さん〟に来てもらう仕組みです。

実は「紹介や口コミ」で新規患者さんを増やすためには、②のいかにして歯科医院のファンになってもらうかと、③のいかにして患者さんをフォローするかという二つの仕組みをつくっておくことが重要になってきます。

ですから、この①～③それぞれの仕組みをつくることが必要ですので、「紹介患者さんが増える仕組み」をつくると、結果的に「患者さんが集まってくる歯科医院の仕組み」がつくれるのです。

2 女性の患者さんに支持されるかどうかが重要ポイント！

皆さんの医院の患者さんの〝男女比率〟はどれぐらいでしょうか？

「男性が70％で女性が30％ぐらいかな？」

「男性が20％で女性が80％ぐらいかな？」

「だいたい半々かな？」

それでは、患者さんの〝年齢層〟はどれぐらいでしょうか？　患者さんの職業はいかがでしょうか？

このようなデータを出してみたことはありますか？　もしも出したことがなければ、一度出してみることをおすすめします。

なぜこのようなことをお聞きしたかというと、当社の会員様の歯科医院の中で、患者さんがたくさん来院し続けている医院、自費診療の売上げが多い医院、紹介で患者さんを増やし続けている医院には、年齢や職業を問わず、

女性の患者さんが多い医院

つまり「**女性の患者さんをファンにしている医院**」が多いという共通点があるからです。

皆さんの医院はいかがでしょうか？

セミナーでもよくお話するのですが、私が生命保険の営業をしていた時のお客様に、今から10年ほど前に、どちらも東京都内のオフィス街に、2ヵ月違いで開業され、年齢が1歳違いのA先生とB先生という2人の先生がいました。どちらの医院も、比較的立地に恵まれていたこともあり、開業して1年数ヵ月後には、1日に30人弱の患者さんが来院されるようになりました。しかし医業収入は、A先生の医院が約400万円／月、B先生の医院が約300万円／月と、100万円ほどの違いがありました。

それから4年後には、さらに違いが出てきました。A先生の医院には、1日に約40名の患者さんが来院されていましたが、B先生の医院は25名弱に減っていました。そして、医業収入も、A先生の医院は約550万円／月と増え、B先生の医院は約300万円／月とほとんど増えませんでした。

ほぼ同じような状況で開業され、1年後の患者さん数も同じような人数だった医院が、なぜこのような違いが出たのでしょうか？　実は、この二つの医院には、開業して1年後には、一つ大きな違いがあったのです。

それは「**患者さんの男女比率**」です。A先生の医院は男性20％、女性80％で、B先生の医院は男性90％、女性10％でした。医院の立地は、ともに都内のオフィス街で、患者さんはサラリーマンやOLが多いのですが、男女比率が二つの医院では正反対だったのです。

開業1年後に二つの医院を訪問して感じたことは、

「女性が圧倒的に多い医院」

「男性が圧倒的に多い医院」

の違いです。当時の医業収入の差は、実は自費診療収入の差でした。そして、その後の患者さんの人数の違いは、「紹介」で来院された患者さんの人数の違いと、リコールで来院される患者さんの人数の違いです。そして、それは女性の患者さんが多いことに起因していたのです。

もちろん、技術などさまざまな違いもあると思いますが、このように、患者さんの男女比率の大きな違いが、その後の患者さん数や売上げに、大きな違いが出てくる事実を目の当たりにすると、歯科医院を安定的に経営していく上で、**「女性患者さんをファンにする」「女性患者さんを増やす」**ことが、一つの大きなポイントだという結論に達しました。

なぜ、こんなに差がついたのか？　その理由は、

①女性の目はとっても厳しい

②女性はオシャベリが好き

③女性は美に敏感

④女性は多くの場合スタッフと同性

……などといった女性の特徴にあります。

今や、歯科医院に限らず、あらゆる業界において「ヒットのカギ」を握っているのは、女性といわれています。「女性の口コミで広がった！」「女性の間で話題騒然！」というキャッチコピーをよく目や耳にしますが、「男性の口コミでヒットした！」というのは、ほとんど聞いたり見たりしません。

なぜでしょうか？　それは〝女性の目が厳しい〟からです。その〝厳しい目〟に認められた商品やサービスは必ずヒットしています。

その一つの理由に、女性の厳しい目にかなった商品やサービスは、男性にも通用するということです。そしてもう一つ、オシャベリの大好きな女性は、自分の満足したもの、気に入った商品やサービスを人に口コミする傾向があることです。

私も企業で働いていた経験がありますが、そのオフィス内では、女性社員の口コミで男性社員が歯科医院に行くという光景をよく目にしました。これは、オフィス街の歯科医院にかぎらず、住宅地域の歯科医院でも同じように、奥様が行っている歯科医院にご主人が通っているということを聞きますので、家庭内でも同様のことがいえるようです。ですから、女性の患者さんをファンにされている医院は、紹介で患者さんを増やすことができるのです。

そして、何よりも女性は「美」に敏感です。自分が気に入ったブランド品は、ローンを組んでまで手に入れようとしますし、美容院・エステ・ネイルサロンなど、自分の身を磨くものにも惜しみなくお金を費やします。

そんな女性が、自分の歯に関して興味がないわけがありません。「美」への関心が高い女性患者さんは、自然と男性よりも自費診療の割合が高くなります。なぜなら、ブランド品と同じで、自分が満足したものには、お金を惜しまないからです。

先ほど紹介した、女性の患者さんが多い医院と少ない医院の自費診療の収入の違いの理由はここにあります。つまり、美に関心がある患者さん、ニーズがある患者さんに、医院の案内をした結果です。

そして、女性の患者さんが多いと、同性であるがゆえに「**スタッフの方々がレベルアップする**」のです。歯科医院のスタッフは、歯科衛生士・歯科助手・受付などと、女性が圧倒的に多いのが普通です。スタッフとは異性である男性の患者さんなら気にならないこと、許せることも、スタッフと同性である女性の患者さんから見ると、とっても気になること、許せないことが多いのです。ふだん、会社や家で掃除をしている女性の患者さんから見ると、掃除を怠って汚れている所がとっても気になります。その厳しい目に対応していくことで、スタッフの患者さんへの対応の仕方が、自ずとレベルアップされてきます。

このような素晴らしい〝産物〟をもたらしてくれる女性患者さんに、たくさん来院していただくマーケティングができるかどうかが「患者さんが集まってくる歯科医院の仕組みづくり」の重要なポイントになります。

第2章

自医院の〝売り〟をつくり、上手に表現する

1 みなさんの医院に患者さんが〝行く理由〟ってありますか？

たくさんの歯科医師の皆さんとお話させていただいたり、歯科医院におうかがいさせていただいた時に、必ず考えるようにしていることがあります。それは、

「この医院は、全国にあるたくさんの歯科医院の中で、何が一番かな？」

「この先生は、全国にいるたくさんの歯科医師の中で、何が一番かな？」

ということです。ただ、残念ながら、この〝一番〟がスグにわからない医院・先生が多いのが現実です。

ここで、誤解しないでいただきたいのが、一番が〝ない〟のではなく、スグに〝わからない〟ということです。なぜ、スグに〝わからない〟のかというと、先生自身が自分の医院の〝一番〟、自分の〝一番〟に気づいていないので、私に自分の医院の〝一番〟、自分の〝一番〟を伝えていない、表現していないからです。

では、なぜ一番が〝ない〟のではなく、〝わからない〟のかというと、医院におうかがいした時、あるいはセミナーの後の懇親会で、先生のお話をじっくりと聞かせていただくと、「この医院の〝一番〟は、〇〇〇なんだなぁ～」「この先生の〝一番〟は、△△なん

だなぁ～」とわかるからです。

つまり、本当は〝一番〟があるのに、残念ながら自分では気づいていない先生方が多い気がします。ですから、伝えられない、表現できないということになってしまっていて、「とってももったいないなぁ～」というのが実感です。

これでは、皆さんの医院の〝一番〟が、患者さんにもわかるはずがありません。これだけたくさんのライバルが存在する歯科医院の中で、患者さんに見つけてもらうには、何か〝一番〟があったほうが、患者さんが見つけやすくなります。紹介も同じです。

この〝一番〟――言葉を変えると、患者さんが皆さんの医院に**〝行く理由〟**であり、皆さんの医院の**〝売り〟**です。何万件の歯科医院の中から、患者さんが皆さんの医院に〝行く理由〟、他の医院ではなく、自分の医院に患者さんが〝行く理由〟はありますか？

その〝行く理由〟〝売り〟をつくっていくのが、自分の医院の**〝ブランド化〟**です。ただ最初から、誰も自分の医院をブランド化してはくれません。

〝ブランド化〟は、待っていてはダメです！

ブランド化は、最初は自分でするものです。それが、**セルフブランディング**です。

その〝売り〟を求めている患者さんが集まってきます。すると今度は、患者さんが、皆さんの医院を、口コミや紹介で〝ブランド化〟していってくれます。

自分の医院をブランド化する「セルフブランディング」のポイントは、皆さんが「ここだっ！」と決めたことの「情報」と「量」を上手に表現していけば、自分の医院を〝ブランド化〟していくことができます。

この「情報」を言い換えると、患者さんが皆さんの医院に〝行く理由〟です。そして「ここだっ！と決めたことの、患者さんに役立つこと、役立つ情報を身につけて発信し続ける」ことです。

大事なことは、情報の内容・質は当たり前ですが、継続的に発信し続けることで、情報の「量」の多さを感じてもらうことです。情報量が少ないと、患者さんは皆さんの医院をその分野の専門家と思ってくれません。

患者さんが相談してみたいと思わないので、いつまでたっても、地域の患者さんに「予防といえば○○歯科医院」「○○歯科医院はインプラントが得意な歯科医院」と感じてもらえない、つまり、ブランド化がなかなかできないということになります。

患者さんに対して提供している情報量が圧倒的に少ない、つまり、情報を発信している接点・回数・期間が少ないということです。上手に〝ブランド化〟できずに損をしている歯科医院が多い、と感じる理由はここにあります。

患者さんが、皆さんの医院に〝行く理由〟をつくる、ブランド化を上手に行うためには、「ここだっ！と決めたことの、患者さんに役立つこと、役立つ情報を身につけて発信し続ける」こと、つまり「ずっと続けて質と量を伝える」ことです。

2 自医院の〝売り〟をつくる方法

「自医院の売り」がある医院では、その〝売り〟を患者さんに伝えるために、つまり「患者さんとの約束」を守るために、医院の設備や治療システムを整えたり、スタッフ教育を徹底したりしています。

その結果、その〝売り〟を支持する患者さんが集まってきて、厳しいといわれている現在の歯科医院経営環境の中でも繁盛しています。

そこで、患者さんに支持され、多くの患者さんが集まってきているある歯科医院の〝売り〟と、それをどのように患者さんに表現して伝えているかを例にして、患者さんに支持され、患者さんが集まってくる「自医院の売り」のつくり方と、患者さんへの伝え方をご紹介します。

ご紹介する医院の〝売り〟は「患者さんに安心して治療を受けていただける歯科医院」というもので、「安心」をキーワードにしています。

この歯科医院では、

「患者さんに安心して治療を受けていただける歯科医院」

という〝売り〟をポスターにして、受付や待合室に掲示したり、冊子をつくって患者さんに配布することで、患者さんにアピールしています。

〈ポスターや冊子での「患者さんとの約束」表現例〉

当医院は「患者さんに安心して治療を受けていただける歯科医院」であり続けることを約束します。その約束――〝安心〟を守るために、当医院では、次のことを大切にして行っております！

①滅菌・殺菌の徹底

使用後の器材の使い回しをどう思われますか？　当医院では、患者様ごとに、滅菌済みの器材を使用、また超音波洗浄による薬液消毒や、清掃しにくい器材は使い捨てのものを使用して、徹底した衛生管理を行っております。

②被曝量10分の1

最新のデジタルレントゲンの導入により、従来のフィルムを使用したレントゲン撮影に比べ、人体が受ける放射線の量を、約10分の1に抑えることが可能になりました。そのため小さなお子様や女性の方にも安心です。

③無痛治療

電動注射器を使用し、痛みのない、無痛治療に努めておりますので、小さなお子様にも安心して治療を受けていただけます。

④保険外診療は10年間保証

保険外診療につきましては、【10年間保証】のアフターフォロー制度を設けております（※当院で定期検診に応じてくださる患者様を対象とさせていただきます）。

⑤完全専門医制

当医院では、患者様の症状に合わせて、各専門医が担当いたします（各専門医は、全員が○○歯科大学卒業後、大学で研究・教育・臨床に従事しております）。

☆お子様：小児歯科の専門医が担当

☆歯並びの治療：矯正歯科の専門医が担当

☆インプラント：口腔外科の専門医が担当

このように、「**患者さんに安心して治療を受けていただける歯科医院**」という、この医院の「**患者さんとの約束**」のキーワードである「**安心**」に関連して、患者さんに「安心」を提供するために必要な物事がないかを考え、そのような物事があれば、積極的に取り入れ、患者さんに表現して伝えています。

「患者さんとの約束」を、患者さんにしっかりと伝えるためのポイントは、この医院が患者さんに表現しているように、「患者さんとの約束」のキーワードに関連する、できるだけ多くの物事で表現し、患者さんにアピールすることです。

たとえば、皆さんの医院のスタッフが、猫のキャラクターの手帳を一つだけ持っているよりも、カバン・ポーチ・財布・手帳・ハンカチ・携帯ストラップにも、同じ猫のキャラクターが入っているものを持っているほうが、そのスタッフの猫好き（猫のキャラクター好き）が伝わってきませんか？

また、医院のイメージカラーにも同じことがいえると思います。ブルーのものが、医院に一つ、二つだけあるだけでは、患者さんも、ブルーが医院のイメージカラーとは思わないでしょう。

しかし、看板、診察券、医院パンフ、ソファー、ユニット、イス、フロア、キャビネット、紙エプロンなどのすべてがブルーだとしたら、「この医院のイメージカラーはブルー」ということが、患者さんにしっかりと伝わると思います。

同じように、「患者さんとの約束」を、患者さんにしっかりと伝えるためにも、「患者さんとの約束」のキーワードに関連する、できるだけ多くの物事で、患者さんにアピールすることが必要になります。

もしこの医院が「患者さんとの約束」を、もっと強く患者さんに伝えるには、「安心」というキーワードに関連していて、患者さんに「安心」を提供するために必要な物事がないかをもっと多く考えて、そのような物事があれば取り入れて、患者さんに表現していけばよいということです。

たとえば、次のようなことが考えられるでしょう。

◆レントゲンを撮るときなど、席を離れるときに貴重品が心配な患者さんもおられると思うので、荷物を受付でお預かりする。

◆治療が終わった後、「今日の治療や説明で、何かわからないことはありませんか？」と患者さんに聞いて、患者さんがわからないことや不安を、そのままにして帰さないようにする。

◆次回の来院時にかかる、おおよその治療時間や治療費などを伝えて、来院後の患者さんの予定を立てやすくして、「お金が足りるかな？」などという心配をさせないようにする。

◆領収書は、金額だけでなく、治療内容と点数が記載されたものを渡すことで、どんな治療にいくら払ったかを明確にする（２００６年の診療報酬改定で領収証の交付が義務づけられ、領収証の様式が公表された）。

◆高齢者の多い医院では、トイレに緊急呼び出し用のブザーを取り付けて、何かあったときでも、すぐに対応できるようにする。

◆小さな子供や高齢者の患者さんが多いので、倒れたときにケガをしにくくするために、床を柔らかい材料のものにする。

◆デンタルグッズは、すべて先生やスタッフが使用してみて、これは良いと思ったもののみ患者さんに提供する。

「自医院の売り」を、患者さんに伝えるためのキーワードに関連した物事を探して、複数取り入れていくことで、「自医院の売り」を、より強く患者さんに伝えられるようになっていきます。

繁盛している医院では「自医院の売り」を、患者さんにしっかりと表現して伝えて、そのために行っていることが、さらに患者さんの支持を集め、患者さんの紹介によって、患者さんが集まってきています。

「皆さんの医院に〝売り〟はありますか?」

「皆さんの医院の〝売り〟は、患者さんに伝わっていますか?」

もしも、まだ〝売り〟が自分の医院にないようであれば、〝売り〟をどうやってつくるか、真剣に考えてみるべきです。

第3章

患者さんに支持され続ける医院をつくる

1 〝患者さん接点〟が良い口コミも悪い口コミもつくる

ここでお話するのは、本書で紹介していく歯科医院発展のためのさまざまなノウハウを実践していく上で、もっとも重要だと私が感じているものです。

とくに、

「紹介で患者さんを継続的に増やす」

「患者さんを自医院のファンにする」

ためには重要なポイントになります。そして、これまでにお会いした300名を超える歯科医院経営者の方々の中で、発展し続けている歯科医院経営者の特長は、ここで紹介することへのこだわりを強く持っておられる方が多いことです。

では、もっとも重要なこととは何かというと、それは **〝中を整えること〟** です。〝中を整えること〟とは、単純に院内を整理整頓するということではありません。患者さんが先生方の歯科医院の存在を知ってから、来院して治療を終えて帰るまでに、

「見る」

「聞く」

「感じる」

すべてのことを整えることです。

この〝中を整えること〟は、一般の企業やお店、また営業の世界では「顧客接点を整える」といって、当たり前のように実践されていて効果をあげている方法です。

〝顧客接点〟とは「顧客と企業の接するあらゆる場面」「企業に対する顧客のイメージをつくる接点」と考えられています。

これを歯科医院に当てはめると**〝患者さん接点〟**であり、「患者さんと歯科医院の接触するあらゆる場面」「歯科医院に対する患者さんのイメージをつくる接点」となります。つまり、歯科医院発展のためのいろいろなノウハウを実践していく上で、もっとも重要だと私が感じているのは、この「**患者さん接点を整える**」ことです。

先生方には聞きなれない言葉かもしれません。私のこれまでの歯科医院経営のサポート経験からいうと、実は「患者さん接点を整える」ことを行わなくても、患者さんや売上げを現在より増やすことは可能です。ただ多くの場合、それは〝一瞬だけ〟で効果は長続きしません。

なぜ私が自信をもっていえるかというと、一度、私自身が「患者さん接点を整える」ことを行わずに、新規患者さんを増やす仕組みづくりだけを実践してしまったための失敗を経験しているからです。その時の経験から、それ以降、サポートさせていただく歯科医院では、まず「患者さん接点を整える」ことを最重要ポイントとして、真っ先に行うことにしています。

実は、これからお話しする「患者さん接点を整える」ことを実践するだけで、かなりの歯科医院では、1日の来院患者数が10%前後は増えるようです。別の見方をすると、ほとんどの歯科医院で「患者さん接点」が整っていないということです。

当社スタッフが、一般消費者や患者さんの視点で「患者さん接点」をチェックして、その結果をレポートというかたちで提出するというサポートをしたある歯科医院では、そのレポートで指摘してあった「患者さん接点」を良い方向に修正するための行動をされただけで、この1年間増えることがなかった1日の来院患者数が、実践して2ヵ月後には、1日平均10%ほど増えました。

サポート前より「患者さん接点」で良いイメージをもって帰られる患者さんが増え、来院されている患者さんからの紹介で患者さんが増えた、つまり紹介患者さんが増えた結果でした。それくらい「患者さん接点を整える」ことは、大切なのです。

逆に、この点をおろそかにするとどうなるかというと、これから紹介する〝私の失敗経験〟のようになります。

今から6年ほど前、ある歯科医院をサポートさせていただいた時のことです。その歯科医院は東京のオフィス街にあり、周りには企業が多く、そこで働く従業員が、主な患者さんとして来院されていました。

当時、開業2年目と新しい医院でしたが、近辺には歯科医院数も大変多く、競争は激しい地域でもあり、１日の平均来院患者数は15人以下という状況が続き、だいぶ困っていました。そこで、私が「予防」を接点に、地域の会社で働く方々に、とにかく歯科医院に来ていただくという仕組みをつくる「新規患者さんが継続的に増える方法」の実践をサポートしました。

従業員数の多い企業が数社あったのも幸いして、３ヵ月後には１日の平均来院患者数は25人ほどになり、10人ほど来院患者数を増やすことができました。しかし、それ以上は増えることがなく、それ以降は来院患者数が減っていってしまい、なんと、それから数ヵ月後には、もとの平均来院患者数を下回って13人ほどになってしまいました。

「どうしてだろう？」ということで、これまでに来院いただいた患者さん数人に、先生の代わりにヒアリングをしてみました。そうしたら、患者さんが減っていってしまった原因がわかりました。

結論からいうと、「患者さん接点」がまったく整っていなかったことが原因でした。つまり、たくさんの新しい患者さんに来てもらうことには成功しましたが、〝満足して帰ってもらう〟〝歯科医院のファンになってもらう〟ことには失敗してしまいました。そのため、来院された患者さんからの口コミや紹介の患者さんが、まったくといっていいほどなかったのです。それだけでなく、来院患者数が少なければ、起こる確率が少なくて済んでいた「悪い評判」を、口コミする患者さんまで出てきてしまったのです。

なぜそうなってしまったのかを、先生とミーティングしましたが、理由は簡単でした。これまで患者さんの数が少なかったため、院長と歯科衛生士、助手の3人だけでずっと仕事をしていたので、増えた患者さんの数に対応できなかったのがひとつ。そして、新しい患者さんに来てもらうことだけに一生懸命になってしまい、「患者さん接点を整える」ことにまで、私を含めて誰も気づけなかったこと。この二つが問題だったのです。

その結果、患者さんが歯科医院に来院して治療を終えて帰るまでに、患者さんが

「見る」

「聞く」

「感じる」

すべてのこと、つまり「患者さん接点」で満足感を与えることができなかったばかりか、〝不満足感を経験してしまった患者さん〟を誕生させてしまったのでした。

一般のお店に例えると、全然美味しくない飲食店でも、広告宣伝費をかけて、新聞の折込チラシで宣伝したり、雑誌に広告を出したりすれば1回はお客さんが来店します。でも美味しくなかったとしたら――

食べたお客さんは、もう一度食べに来るでしょうか？

周りの友達に口コミするでしょうか？

友達がその店に行こうとしたら「止めておいたほうがいいよ」と止めないでしょうか？　先生方だったらどうでしょうか？

実は歯科医院で「患者さん接点」を整えないで新規患者さんを増やすというのは、この飲食店の例と同じようなお客さん＝患者さんを、たくさん増やしてしまうことになってしまうのです。

3人の患者さんの不満は〝1000人以上〟に伝染する！

テクニカル・アシスタント・リサーチ・プログラム社という顧客クレームに関してのリサーチや統計を行っている会社によると、クレームをいってきた顧客1人につき、26人の何もいわずに不満をもっている顧客がいて、その26人の一人ひとりが、その不満を8人から16人の周りの人に話し、1割の人は20人以上の人に話すそうです。つまり、3人の不満をもつ顧客がいれば、なんと〝1000人以上〟の人が「あのお店は良くない」「あの歯科医院は良くない」という悪い評判を聞くことになります。

わずか3人の患者さんから〝1000人〟もの患者さん候補の人たちに、悪い口コミが広がってしまうことになるのです。この歯科医院の場合も〝悪い口コミ〟の伝染元になる〝悪い患者さん接点〟を経験させてしまった患者さんを生み出していたわけです。

2 歯科医院の〝患者さん接点〟とはどういうこと？

歯科医院経営を左右する「患者さん接点」とは、具体的にどんなことをいうのでしょうか？

ここでは、患者さんに満足感を与えて、歯科医院経営を発展させるための「患者さん接点」について、具体例をあげて説明していきます。

「歯科医院の患者さん接点」とは、前述のように、患者さんが歯科医院の存在を知ってから、来院して治療を終えて帰るまでの患者さんと歯科医院の「見る」「聞く」「感じる」のあらゆる接点です。

言い換えると、患者さんが歯科医院の存在を知ってから、来院して治療を終えて帰るまで、その患者さんが自分にとって「良い医院」か「悪い医院」かのイメージをつくるための「見る」「聞く」「感じる」のすべてのチェックポイント！となります。患者さんが自分にとって「良い悪い」をチェックしている接点が「患者さん接点」ということです。

では「歯科医院の患者さん接点」例を説明していくことにします。

皆さんの歯科医院に患者さんが来院するためには、まず歯科医院の存在を知ることから始まります。これが最初の「患者さん接点」です。

「看板（電柱・駅）」

「電話帳」

「ホームページ」

「検診」

「患者さんからの紹介」……など

そして、歯科医院に行こうと思った患者さんは、いきなり歯科医院に来るというよりは、まず歯科医院に電話をかけて来られると思います。ですから、次の「患者さん接点」は、「受付スタッフの電話応対の仕方」となります。

それによって、患者さんは来院しようとします。すでに場所を知っている患者さんは別にして、「患者さんからの紹介の方」「電話帳を見た方」「ホームページを見た方」など、場所を知らない患者さんには、「最寄駅などから歯科医院への案内方法」も一つの患者さん接点になります。

次のステップである歯科医院までたどりついた患者さんとの「患者さん接点」は、「医院の外観」です。テナントの2Fなどで開院されている医院では、入り口に至るまでの階段・通路・エレベーターなどのアプローチもそれに当たります。

細かくあげればきりがありませんが、医院内に入ってからは、

「ドア」
「スリッパ」
「受付の挨拶、応対」
「問診票」
「待合室のイス、ソファー」
「雑誌」
「掲示物」
「パンフレット」
「トイレ」
「ＢＧＭ」
「床の清掃状況」
「他の患者さんと受付の方との会話」
「患者さんからの電話応対」
「業者さんなどからの電話応対」
「勧誘の電話への応対」
「飛び込みのセールスへの受付の対応」
「診療室への誘導方法」

「歯科衛生士・助手の挨拶・応対」
「先生の挨拶・応対」
「診療室の清掃状況」
「天井・蛍光灯の清掃状況」
「機器・設備」
「先生と他の患者さんとの会話」
「スタッフと他の患者さんとの会話」
「先生とスタッフとの会話」
「スタッフ同士の会話」
「スタッフの説明方法」
「先生の説明方法」
「スタッフの技術」
「先生の技術」
「会計時の受付の対応」
「料金」
「領収書の有無」
「受付の挨拶」……など

医院の立地や診療システムによって差はあると思いますが、ざっとあげただけでも、患者さんが、自分にとっての、医院のイメージの良し悪しを決める「患者さん接点」はこれだけあります。

いかがでしたか？　皆さんの医院ではこれだけの「患者さん接点」があるのに気づかれていましたか？　気づかれていなければ、もしかしたら患者さんに悪いイメージを与え続けていたかもしれません。

実は「患者さん接点」がこれだけあるということに気づくだけでも、これまでとは大きな違いが出てきます。

この「患者さん接点」の一つひとつを、患者さんに悪いイメージを与えないように整えていけばよいわけです。まずは、「－（マイナス）」のイメージを与えないようにすることが先決です。その後、今度は「＋（プラス）」のイメージを与えられるように整えていくことが、とりわけ「紹介患者さんを増やす」ために役立ってきます。

「患者さん接点」は、患者さんが医院に対するイメージを決める接点であるとともに、医院からみれば、患者さんに、自医院の良さをアピールする「プレゼンテーションチャンス」でもあるのです。これを活用しない手はありません。

「患者さん接点」は、気づいて活用する医院と、まったく気づかない医院とでは、大きな差が出る、とても大切なポイントなのです。ですから、この「患者さん接点」を整えるだけでも、間違いなく患者さんが増えてきます。ぜひ、皆さんの医院の「患者さん接点」を洗い出して、チェックして見てください。

〈「患者さん接点」を整えて成功した例〉

次に、来院する患者さんをファンにして、「紹介」によって毎年右肩上がりで患者さんを増やし続けている医院が実践している「患者さん接点を整える」ための〝重要なポイント〟を紹介しましょう。

〝重要なポイント〟とは「ライバルを誰にするか」ということです。セミナーに参加された先生方に、「皆さんの医院のライバルは誰ですか？」と質問させていただくと、ほとんどの先生の答えは、

「向かいの歯科医院」
「最近できた近くの新しい歯科医院」
「30代の若い先生の歯科医院」
「キレイなつくりの歯科医院」
「半径２００ｍ以内の歯科医院」

などと、同業の歯科医院をライバルにあげられます。もちろん、近隣の歯科医院もライバルです。しかし、ライバルは歯科医院だけではないのです。

患者さんが自分にとって〝良い歯科医院か〟〝悪い歯科医院か〟を判断する「患者さん接点」の中で、患者さんが皆さんと同業の他の歯科医院としか比較できないのは、

「スタッフの技術」

「先生の技術」

の二つだけ、つまり「歯の治療技術」に関する「患者さん接点」だけということに、気づかれましたでしょうか？　「治療」に関しては、もっとも重要なことに変わりはありません。しかし、先に例をあげた、患者さんが先生方の歯科医院の存在を知ってから、治療を終えて帰るまでの「患者さん接点」全体の数からみれば、これらは数としてはわずか二つ、全体の何分の一ということです。

ですから、一生懸命「治療技術」を磨いて、「治療」という「患者さん接点」を整えて、患者さんに良いイメージを与えても、他の多くの「患者さん接点」を整えなければ、せっかくの治療技術の良さが「相殺」されてしまう可能性があるということです。

その他の「患者さん接点」とは、「歯科」以外の業界にも存在するものです。つまり、歯科医院に来院する患者さんが、自分が仕事で提供していたり、他の業界で体験したことがあるサービスや人であり、それらは比較できるものばかりです。ライバルはたくさんいるということです。

これこそ「ライバルを誰にするか」ということが重要だといった理由です。

たとえば「受付スタッフの電話応対」は、

●患者さんが、昨日電話した美容院の受付スタッフの電話応対と
●患者さんが、先週予約したレストランの電話応対と
●患者さんが、今日電話した銀行の電話応対と
●患者さんのご主人の働く会社の電話応対と

自然と比較されていると思いませんか？

「受付のスタッフの挨拶」は、

●患者さんが、昨日行った美容院の受付スタッフの挨拶と
●患者さんが、先週行ったレストランのスタッフの挨拶と
●患者さんが、今日行った銀行の窓口の方の挨拶と
●患者さんのご主人の働く会社の受付の方の挨拶と

自然と比較されていると思いませんか？

「トイレの清掃状態」は、

●患者さんが、昨日行った美容院のトイレと
●患者さんが、先週行ったレストランのトイレと
●患者さんが、先月利用したホテルのトイレと

自然と比較されていると思いませんか？

他の「患者さん接点」もすべて同じです！　ライバルは歯科医院に来院される患者さんが利用する、すべてのお店や会社です。とくに、皆さんの歯科医院がある地域のお店やホテル、会社などは重要なライバルです。

皆さんの歯科医院に来られる患者さんは、

ふだんどんなお店に行っているか考えてみてください。

どんな会社で働いているか考えてみてください。

どんな生活をしているかを考えてみてください。

患者さんは、ふだん利用しているお店などで提供されている「顧客接点のレベル」を基準にして、歯科医院で提供される「患者さん接点」のレベルを判断してしまいます。

こういった意識で、自医院の「患者さん接点」を整えることにより、「治療」という「患者さん接点」をより活かすことができます。

また、「患者さん接点」にこだわって整えている歯科医院はほとんどありませんので、アッという間に差別化は可能になります。

3 患者さん接点を具体的に整えるにはどうするか？

来院する患者さんをファンにして、「紹介」によって毎年右肩上がりで患者さんを増やし続けている歯科医院が、開院以来とくにこだわっている「患者さん接点」の〝重要ポイント〟を踏まえて、その整え方の「具体的実践方法」を紹介しましょう。

「患者さん接点」のポイントは、まず「受付」です。「受付スタッフ」という「患者さん接点」です。なぜでしょう？

それは、はじめて来院される患者さんが、先生や他のスタッフの方々との接点をもつ前に二度、もしかしたらそれ以上の接点をもつのは「受付スタッフ」だからです。

「患者さんが歯が痛くなったなどで、歯科医院に行こうと思ったときにかけてくる電話への応対」

「来院しようと思ったけれど、医院への行き方がわからなくなってしまったときにかけてくる電話への応対」

「来院しようと思ったけれど、都合が悪くなり予約を変更してもらうためにかけてくる電話への応対」

「来院されたときの挨拶」

「初診時の事務案内」

……など、たくさんの「患者さん接点」をもつ重要なポイントなのです。

ある歯科医院では、「受付」という「患者さん接点」を整えるために、「電話応対」にはとくにこだわっています。


〈「受付スタッフの電話応対」の整え方〉


ポイントは「教えても変わらない、体験すると変わる」ということです。皆さんは、受付スタッフに、皆さんの医院の近くの歯科医院に、患者さんになったつもりで電話させたことはありますか？　もし、させたことがなければ、まずさせてみてください。

自医院に来院されている患者さんが、電話しているかもしれない医院の電話応対を知っておくことはとても重要です。そして、受付のスタッフに「こんな電話応対は気持ちがいいな」「こんな電話応対はいやだな」ということを、体験させてあげることです。

次に、患者さんが利用しそうな、受付の電話応対を比較していると思える他業種、たとえば美容院・ホテル・レストラン・書店・スーパーなどに電話させてみることです。

「他業種では、こういう電話応対をしているんだ」

「患者さんは、こういう電話応対と私とを比較しているかもしれないんだ」

「こんな電話応対は気持ちがいいな」
「こんな電話応対はいやだな」
ということを、実際に体験させてあげるのです。誰しも、教えて変えようと思ってもなかなか変わらないと思いませんか？　ほとんどの人は自分で体験して、自分で気づいてはじめて変わるものです。

こうした方法を実践された医院では、とくに紹介患者さんの数などに明らかな変化が出てきます。本当に重要なポイントですので、ぜひ実践してみてください。

実は「受付スタッフの電話応対」という「患者さん接点」を整えるために、当社のお客様の中でも効果を上げている歯科医院の院長が、もっとも重要視して実践していることがあります。

それは「まず自分でやってみる」ということです。先ほど「受付スタッフに、皆さんの医院の近くの歯科医院に、患者さんになったつもりで、電話させたことはありますか？させたことがなければ、まずさせてみてください」といいましたが、その前に「自分が電話をしてみる」ことがとても重要なんです。

「皆さんは、皆さんの医院の近くの歯科医院に、患者さんになったつもりで、電話してみたことはありますか？」

セミナーなどで、参加された先生方にこう質問をしますと、「電話をしたことがある」

という先生は、まずおられません。自医院に来院されている患者さんが、電話しているかもしれない歯科医院の電話応対を知っておくことは最低限必要なことです。

当社のお客様の歯科医院の院長先生も、自分で電話をしてみることで「自医院の受付スタッフには、こういうふうに電話で応対をしてもらおう」と、自医院の受付の電話応対モデルづくりに活かしています。

当社のお客様の先生の中にも、はじめは半信半疑の先生も多くおられました。それでも、ほとんどの先生が「そういえば他の歯科医院では、どういう電話応対をしているか」をスタッフに教えていなかったし、受付のスタッフも、他の歯科医院に電話をかけたことがほとんどなかったので、地域の他の歯科医院や医院、会社やお店などに電話させてみようと思われるようです。

ある先生は、言われてみれば自分も、他の医院ではどんな電話応対をしているのか意識して電話をかけたこともないし、他のお店などにも意識して電話をかけたことはないので、受付のスタッフに電話をさせる前に、近隣の歯科医院や地域のお店や会社などに「まずは自分でかけてみよう！」と思い、電話してみたそうです。そうしたら、

「まずい！　隣の歯科医院の受付は結構感じいいなぁ……」

「近くの小児科は、お母さん方が電話してくるからか、結構気をつかっているんだなぁ。どうやって教えているんだろう？」

「やはり、あそこの歯科医院は感じ悪いなぁ！」
「あそこの美容室はスタッフの人数も多いのに、よく教育されているなぁ」
「あの焼き肉店の道案内の仕方はわかりにくい」
……など、改めて意識して電話をしてみると、「ほんとうに勉強になるなぁ！」と思ったそうです。

その上で受付のスタッフに、「私も勉強のためにいろいろなところに、こんな感じで電話してみたんだけど、違いがあって参考になったから、勉強のために電話してみたら」という指導をしたら、「いやな顔するかな？」と思ったそうですが、とりあえず実践していくことにしました。

その後、「ミーティングで話してみたのですが、感じのいい電話応対や感じの悪いところが、同じ医院やお店だったりして、じゃあ今度いい感じを受けた電話応対を真似してみようという話もできて、まだ始まったばかりですが、とてもいい効果が得られた」ということです。「まず、自分が実践して感想をスタッフに伝える」という、この先生の姿勢が素晴らしいと感じました。

受付の電話応対という「患者さん接点」を整えることは、すぐに実践できて、お金も時間もかからず、効果がある方法ですので、ぜひ取り組んでみてください。新しい発見と、素晴らしい効果をあげるはずです。

4 患者さん会話にも〝患者さん接点〟を整えるヒントはいっぱい！

患者さんを自院のファンにするための最高の情報は、患者さんの自然な会話の中にあります。先日、当社の女性スタッフの友人Yちゃん（女性）が〝ホワイトニング〟デビューしました。その際に、ホワイトニング経験がある当社のスタッフとYちゃんが、メールで相談や報告のやり取りをしていました。そのメールのやり取りの内容は、歯科についても、ホワイトニングについても、〝素人〟で〝一般人〟、つまり皆さんの医院に来院されている患者さんの立場の感覚が伝わってきて、非常に興味深いものでした。

先生方の前では口に出さないが、〝患者さんの本音のひとつ〟だと思いながら読んでいただき、女性患者さんをファンにするため、信頼関係を築きあげるために必要な説明・配慮・コミュニケーションなどのヒントを、女性患者さんYちゃんの「ホワイトニング体験談」から、読み取ってほしいと思い、紹介します。

★10月○日（Yちゃんより）

歯のホワイトニングってしたことあるよね？

オフィスホワイトニングとホームホワイトニングと迷うよね。

友人Aもホームホワイトニング良かったというけど、クリニックでは、オフィスホワイトニングが良いっていうし、友人Aは、ホームホワイトニングの歯型は一度使ったら壊れやすくて、使用できないっていうけど、本当に壊れやすいの？

★ヒント★　歯のホワイトニングといっても、いろいろな方法があります。スタッフの友人Yちゃんは、オフィスホワイトニングとホームホワイトニングの違いもわかっていませんでした。

このYちゃんが、通おうとしている歯科医院には、非常にお金をかけていそうな〝立派〟なホームページがあります。しかし、残念なことに、ホワイトニングだけでもたくさんのメニューが羅列されていて、私の目から見ても、その違いがわかりにくいのです。素人のYちゃんには、当然〝サッパリ〟だったようです……。

その医院のホームページには、ホームホワイトニングは専用のマウスピースを作成することも一切記載されておらず、Yちゃんは、友人Aちゃんからその話を聞き、おまけにAちゃんに、一度使ったら壊れやすくて使用できないといわれ、不安になって、ホームホワイトニング経験者の当社のスタッフに相談してきたのです。

ホワイトニングのメニューが紹介されているホームページはたくさんありますが、説明不足なページが多い気がします。中には、短期間で白くしたい方向けのメニューなど、患者さんの要望別にわかりやすく説明している歯科医院もありますし、ホームホワイトニングについても、ジェルの別売りの値段もあらかじめ記載し、繰り返し利用できる、お得さをアピールしている親切なホームページもあります。

自分が患者さんの立場に立ったら、やはりていねいに説明している医院に〝誠実さ〟を感じます。

★11月×日（Yちゃんより）

ホームホワイトニングにしたよ。

〝雑誌〟でもホームホワイトニングが良いとのことだったし。

★ヒント★　ホワイトニングの経験者は、まだまだ少ないのが現状でしょう。興味をもったとしても、すぐに歯科医院へ行かず、まずは、身近な経験者や雑誌などから情報収集をするのが一般的のようです。ということは〝口コミ〟の効果が大ということです。

友人Yちゃんは、結局、経験者であるスタッフたちのアドバイスや雑誌の記事などで、ホームホワイトニングに決定したのです。患者さんは、第三者の意見に影響されるということです。

★11月△日（Yちゃんより）

歯を美白したよ！といっても、型とっただけだけど……。

先生は、背が高く顔もよろしかったです(^^)

ただ！　何も聞いてもないのに、いろいろ商品を説明しだして、〝セールスマン〟みたいな感じでした。

歯医者さんにも〝ノルマ〟があるのかなぁ～？って感じです。

★ヒント★　歯医者さんにも〝ノルマ〟がある～？　そう思われたら先生は悲しいですね……。付け加えると、Yちゃんは、ホワイトニングをしようと思って歯科医院に行ったのに、歯磨き剤やその他のグッズの説明をいろいろされて、〝押し売り〟のように感じたそうです。

先生は、一生懸命ていねいに説明していたのでしょうが、患者さんであるYちゃんは、そこまでは望んでいなかったのです……。それが裏目にでてしまい、Yちゃんには、先生が〝セールスマン〟のように感じられてしまったのです。

患者さんが〝何をどこまで望んでいるか〟をきちんと把握しなければ、親切が〝大きなお世話〝になってしまう例です。説明する〝タイミング〟が重要だということです。簡単にいうと、同じ先生が、同じ患者さんに、同じことを説明しても、〝患者さんから聞かれてから説明する〟と、専門家（先生）と感じ、聞いてもないのに説明すると、セールスと感じてしまうということです。

「聞かれるコミュニケーション技術」が重要だということを知っておくべきです。

★12月○日（Yちゃんより）

やっとマウスピースできました！
どれくらい白くなるか楽しみです。
親に内緒だから気をつかうよ。
親は保守的で薬剤がどうとかいうわけなの。
それに、薬の濃度が15％と若干高めで、週3回・1回3時間厳守なんだって！
3時間までというから、寝られないしね……。

★ヒント★　ホワイトニングの〝安全性〟について、解説してあるホームページは、ほとんどないといっても過言ではありません。しかし中には、ていねいに解説してある医院もあります。それだけで安心する患者さんもいれば、その説明では、まだまだ不安を感じる患者さんもいます。

Yちゃんの場合も、その不安を取り除く説明を、先生がきちんとしてくれていれば、Yちゃんの親を納得させることができたでしょうし、〝ここぞ〟とホワイトニングをする必要もなかったでしょう。

先生方がすべきことは〝ただ歯を白くする〟ことだけではなく、患者さんに〝気持ちよく〟治療や施術を受けていただくために、患者さん、そして患者さんの家族の〝不安〟までも取り除いてあげることではないでしょうか。

★12月×日（Yちゃんより）

若干綺麗になった気がするよ！

しかし、3時間はつらいなぁ……。

〝目覚まし時計〟かけて対応してたよ。

帰りの通勤中にするのはナイスな考え！ありがとう！

★ヒント★　Yちゃんは〝3時間〟という時間が、非常につらく、ネックになっていました。確かに、多忙なOLのYちゃんにとって、家に着いてから寝る前に3時間という時間は、なかなか用意できそうでできないものです……。仕事が終わって、友人とご飯を食べて、夜遅く帰宅し、お風呂に入り、後はそのまま寝るだけ！というOLも多いのではないでしょうか。

先生は、簡単に〝3時間〟と説明したのでしょうが、Yちゃんのライフスタイルでは、なかなか難しいのが現状です。先生は、そこまで、きちんとヒアリングできていなかったため、アドバイスもできなかったのでしょう。

Yちゃんは、いったんマウスピースを装着して眠り、〝3時間後〟に目覚まし時計で起きて、マウスピースを外し、もう一度眠るという〝苦痛〟な生活を強いられているそうです。

〝こんな生活いつまで続くのかな？〟というお疲れ気味のYちゃんに、一日中いつでもいいなら、通勤電車の中でもいいんじゃない？というアドバイスを、当社のスタッフがしてみました。

通勤電車なら、誰とも話さないし、Yちゃんの通勤時間は2時間以上かかります。ちょっとその辺をブラブラすれば、3時間なんてあっという間ですから。

ホワイトニング中は「苦痛だったよ！」「大変だったよ！」とYちゃんが、周りに〝口コミ〟してしまうと、Yちゃんからの新しい患者さんの紹介は難しいのではないでしょうか。

ホワイトニングで、〝歯を白く〟してあげることも大切ですが、その過程も大切にしてあげなければ、〝悪い口コミ〟だけが広がってしまいます。

〝歯をホワイトニングする不安〟や

〝ホワイトニング中の苦痛〟

そういう点まで、気にかけ、ケアしてあげることが、患者さんのホワイトニングの満足度、そして、先生や医院への満足度を高めることができるのではないでしょうか。

先生方は、患者さんに提供している、ホームホワイトニングやＰＭＴＣなどの医療サービスを、ご自身でも体験されたことはありますか？　もし体験していれば、今回のＹちゃんが３時間という時間をつくる大変さもわかるでしょうし、その時間をつくるアドバイスも、自分の体験からできたのではないでしょうか。

患者さんの立場で接すること、アドバイスすることは、とても大切なことです。その結果が、定期的な来院や紹介につながるはずです。

5　患者さんの視点や声を活かす！　～『患者さんの目線から』レポートより～

【患者さんは、先生やスタッフの気づかないところをチェックしています！】

当社の歯科医院サポートパートナー（生命保険営業、会計事務所）が、大切なお客様や顧問先歯科医院に毎月お届けして、〝患者さん接点〟を整えるために活用していただいている『患者さんの目線から』レポートより抜粋してご紹介いたします。皆様の医院の〝患者さん接点〟を整える参考にしてみてください。

ご紹介した以外の『患者さんの目線から』レポートをご覧になりたい方には、これまでに、歯科医院サポートパートナーが、大切なお客様や顧問先歯科医院に毎月お届けしてきた『患者さんの目線から』レポート（Vol.1～24）をまとめた小冊子『患者さんの目線から』（Part1、Part2）の2冊を、本書ご購読に感謝して無料プレゼントさせていただきますので、当社までご連絡ください（ご請求は奥付の連絡先まで）。

【レポート①】　カルテの管理は徹底していますか？

◆◆◆　カルテの管理は徹底していますか？　◆◆◆

チェックサポートで歯科医院におうかがいした際に、気になることのひとつに〝カルテの管理〟があげられます。

当日、来院予定の患者さんのカルテが受付や診察室の通路脇など、患者さんの目のつくところに雑然と積んである光景をよく見かけます。

カルテには診療内容以外にも、患者さんの名前・住所・電話番号などが記載されています。まさにプライバシーがいっぱい！　のぞき込めば、誰でも見ることのできる場所に、そのような大切なカルテを置くのは問題です！　なにげなく置いたりしていませんか？　個人情報保護法に違反していませんか？

◆◆◆　せっかくカウンセリングルームをつくっても……　◆◆◆

以前、〝当院ではプライバシーを大切にします〟と掲げ、個室のカウンセリングルームを設置している医院にお邪魔した際にも、診察室までの通路脇にカルテが出たままになっているのを見かけました。これでは全然プライバシーを大切にしているとはいえません！

カウンセリングルームがある！　プライバシーを大切にしてくれる！　と期待して歯科医院を訪れた患者さんは、期待して来院しただけに、より一層の〝ショック〟を受け、悪いイメージを持ってしまうのではないでしょうか？

〝プライバシーを大切にするなんて嘘じゃない！〟といわれないように、カルテはしっかり責任をもって管理しましょう！

ある大手エステサロンの顧客情報が、ホームページ上から大量流出するという事件がありました。現在は、被害弁護団が結成され対応にあたっています。この件で、そのエステサロンは、顧客、そしてそのニュースを知ったたくさんの人たちの〝信用〟を失いました。

歯科医院でも、せっかく先生が一生懸命治療しているにも関わらず、それ以外のことで〝信用〟を失っては大変です！　一度先生やスタッフで〝カルテの管理〟について話しあってみてはいかがでしょうか？

【レポート②】　患者さん以外の来院者への気配りも忘れずに！

◆◆◆　患者さんには優しいけれど……　◆◆◆

歯科医院チェックにお邪魔していると、患者さん以外にもたくさんの方々が歯科医院に訪れます。技工所の方だったり、飛び込みの営業の方だったり……。受付はその対応に追われるのですが、その対応のしかたに〝アレッ〟と首を傾げたくなることがたびたびあります。

技工物を届けてくれた技工所の方に、「そこに置いといて……」とそっけないひと言だけだったり、飛び込みできた営業の方に、「うちの医院はセールスお断りしていますから！」と冷たく対応して、すぐに追い帰してしまったりと……。診療時間中、忙しいのはわかります。でも、本当にその対応のままでよいのでしょうか？

◆◆◆　院長先生の電話対応も同じです！　◆◆◆

受付の女性が電話をつなぐと、「こんな忙しい時にかけてきて！」とか、「用はないから、電話を切ってくれ！」などと院長先生がおっしゃっているのが、待合室にまで聞こえてくることがあります……。

◆◆◆　患者さんは見ています！　聞いています！　◆◆◆

そんな受付やスタッフ、先生の対応を、待合室や診察室にいる患者さんは、お見通しです！

あなたの医院は、患者さんに「患者には愛想がよくても、他の人たちには愛想が悪いな」という印象を、気づかないうちに与えていませんか？　そんな些細なことで、患者さんの印象を悪くしてしまっている医院があるのは、とても残念です！

患者さんへの対応は完璧でも、患者さんの前で、他の来院者への対応まで気づかっている医院はほとんどありません。患者さんからすれば、患者さんへの対応は、きちんとできて当たり前！　それより一歩すすみ、患者さん以外の来院者にまで、気を配る！　そんなちょっとした心がけで、他の医院との差別化をはかってみませんか？

【レポート③】　クリーンな医院のイメージを台無しにするもの！

◆◆◆　〝清潔〟が売りの歯科医院で……　◆◆◆

ある歯科医院のパンフレットに、〝清潔で、気持ちよく治療を受けていただくために、当医院ではディスポーザブル器具を使用し、最新の消毒システムを取り入れています〟と謳われていました。

〝これは期待ができる！〟と、その医院にお邪魔してみると、待合室にスリッパを殺菌する機械が設置されており、ますます期待は高まりました！　しかし診察室に入り思わず〝ガッカリ〟してしまうことが……。

◆◆◆ 身だしなみ一つでイメージダウン！ ◆◆◆

それはスタッフの身だしなみです！　スタッフが、素足に汚れたサンダルを履き、おまけに足の爪にマニュキアをしたまま治療をしていたのです！　衛生的にどうなのでしょうか？　それが平気なスタッフ、それに気づかない先生！

患者さんには使われている器具が、ディスポーザブル器具かどうかの区別はつきません！　でもスタッフのサンダルが汚れていることは誰が見ても、一目瞭然です！

◆◆◆ ちょっとしたことを忘れていませんか？ ◆◆◆

スタッフの身だしなみだけではありません。先生の白衣の汚れ、シンク周りや床の汚れなど、〝清潔なイメージ〟とはかけ離れた点がいくつも目につきました……。

◆◆◆ 期待すればするほどショックも大きい！ ◆◆◆

ホームページやパンフレットで、〝清潔〟と謳えば、患者さんはそれを期待して来院されるはずです！　期待して来院すればするほど、そうでない場合のショックも大きいのではないでしょうか。せっかくディスポーザブル器具やスリッパの殺菌器具などに経費をかけているにも関わらず、身だしなみなどの〝ちょっとしたこと〟で、それを台無しにしてしまっているのは、とても残念です！

医院の印象は、医院全体の印象で決まるものです！　ある一点だけが優れていても、それを打ち消すものがあれば意味がありません。〝清潔〟を売りにするのであれば、あらゆる点に気を配らなければ、患者さんにはなかなか伝わりません。中途半端なままでは、失望する患者さんを増やしてしまうだけではないでしょうか。医院全体の徹底的なチェックを日々怠らないように！

【レポート④】　制服姿のお出かけにはご用心！

◆◆◆　〝ちょっとそこまで〟の落とし穴　◆◆◆

歯科医院のスタッフが、ちょっとしたお使いで近くの銀行やコンビニに出かけることはよくあることだと思います。〝ちょっとそこまで〟ということで、医院の制服姿のまま出かけてしまうことが多いのではないでしょうか。それをいけないことだとはいいませんが、ただちょっと気をつけてほしいことがあります。

◆◆◆　エプロンも靴もそのままで……　◆◆◆

まず服装なのですが、着替えることが面倒なのはわかります。しかし、せめてエプロンや医院内シューズぐらいは履き替えましょう！

外出先で汚れたエプロンやシューズのまま、何事もなかったかのように、そのまま診察室に戻る！　薄汚れたシューズのまま平気で外を歩いているスタッフを見ると、〝あの医院の衛生管理は大丈夫なのだろうか〟と心配になってしまいます。

◆◆◆　何気ない会話でイメージダウン！　◆◆◆

また、制服姿のままでの会話にも気をつけてください！

たとえば、コンビニでのあるスタッフ同士の会話

「○○さん、今日も予約に遅れてきたよね！」

「そうだよね。ホント迷惑だよね……」

スタッフ同士では何気ない会話かもしれません。ただし、医院の制服のまま、時には名札をつけたまま、このような会話をするスタッフを見かけることがあります。それを聞いてしまった周りの人たちの反応はどうでしょうか。

「○○歯科医院では、予約に遅れるとあんなふうにいわれるんだ」「患者さんのことを、そんなふうに思っているんだ」と悪いイメージを与えかねません。

とくに、夏場はコートなどを羽織ることもなく、そのまま出かけることが多いと思います。医院の外だからと油断しがちですが、制服を着たときの言動は、医院内と同じくいつもきちんとしているように気をつけたいものです。

【レポート⑤】 張り紙の言葉づかいにまで気づかいを！

◆◆◆　患者さんに命令していませんか？　◆◆◆

歯科医院の待合室には、さまざまなポスターやチラシが貼られていたり、置かれていたりしています。今回はそのポスターやチラシで、ついつい気になってしまう〝言葉づかい〟についてです。

ある医院へチェックにおうかがいした際、待合室に「口紅を落としましょう」と書かれたポスターが〝デカデカ〟と貼られていました。

このポスターを見た女性は、あまり良い気分はしないのではないでしょうか。何か上からものをいわれ、命令されているようで不快な感じがします。確かに、診療前に口紅を落とすということは常識的なことかもしれません。しかし、これはもっとお願いするという感じのほうがよいのではないでしょうか。たとえば「携帯は切りましょう」と公共の電車などにポスターが貼られている場合はまだよいのですが、一般のレストランなどに同じ文調で貼られている場合は、あまり良い気分はしません。

◆◆◆　ちょっとした言葉づかいに本心が……　◆◆◆

ある医院では「子供連れの方へのお願い」と大きく書かれたチラシが貼られていま

した。これも〝子供〟ではなく〝お子様〟と書いたほうが丁寧ではないでしょうか。患者さんの子供は、患者さんと同じくらい大切に扱うべきです。

また、子供が治療を受けているのであれば、いくら子供でも立派な患者さんです。そういう気持ちをもって診療していれば、〝子供〟という言葉は、自然と使わないのではないでしょうか。患者さんを患者とは呼び捨てにしないはずです。

子供は〝子供〟と呼ばれても、〝お子様〟と呼ばれても、その違いには気づかないかもしれません。しかし、お母様はどうでしょうか。デパートやホテルなどでのアナウンスやポスターは、〝お子様〟という言葉をつかっている所がほとんどです。それは、子供も一人の大切なゲストとして扱っているからです。そうしたデパートやホテルと比較された場合、〝子供〟と書かれたポスターを平気で貼っている医院に、お母様はどんなイメージをもつでしょうか？　少なくとも良いイメージをもたれないはずです。

受付の対応や言葉づかいに気を配っている医院は多いのに、ポスターやチラシ、パンフレットの言葉づかいには、無頓着な医院が多いのは残念です。自分が患者さんの立場になったら、患者さんの母親の立場になったらどうだろうかと考えながらチェックしてみることをおすすめします。

第4章

新規の患者さんにたくさん来院してもらう

1 予防と美を接点に患者さんが集まってくるスマイルサポート

〈今すぐ来院される患者さんだけでなく、これからの患者さんを増やしていく〉

来院する患者さんを増やす方法は、大きく分けて二つあります。

一つは、患者さんのほうから、接点をもって来てくれるのを待つ方法、もう一つは、先生のほうから、自医院の患者さんになっていただけそうな方々がいるところに出向いて接点をつくり、患者さんとして来てもらう方法、といっても営業ではありません。

一つめの、患者さんのほうから、接点をもって来てくれるのを待つ方法には、

・電話帳広告
・電柱看板
・駅看板
・タウン誌広告
・新聞・雑誌に取り上げられる
・歯についての教室・セミナー開催
・ショッピングビルに入る

……などがあります。

二つめの、先生のほうから自院の患者さんになっていただけそうな方々がいるところに出向いて接点をつくり、患者さんとして来てもらう方法には

・学校健診
・企業健診
・商工会議所の活動
・ロータリー・ライオンズクラブの活動
・異業種交流会参加
・町内会・商店街の活動
・子供の学校の活動

……などがあります。また、先生自身が出かけるのではなく、医院の分身が出かけるものとしては、

・折込チラシ配布
・医院新聞・ニュースレター配布
・医院メールマガジン発行
・リコールハガキ

などがあります。

では、「トップ1％歯科医院倶楽部」会員様で、患者さんを増やす方法に取り組んでいる先生をご紹介します。

患者さんのほうから、接点をもってきてくれるのを待つ一つめの方法、「歯についての教室・セミナー開催」を実施しているケースが進展して、先生のほうから自医院の患者さんになっていただけそうな方々がいるところに出向いていくという二つめの方法で、今すぐの患者さんだけでなく、これからの患者さんとの接点を増やされ、結果的に患者さんの数を増やしている取り組みです。

〈女性患者さんがやってくる仕組み「スマイルサポート」〉

ある地方都市の会員の先生です。これまでも時々、医院に訪問してきていた大手企業の営業の女性に、

「これから、うちの医院では、女性の歯を白くキレイにすることで、お客様へのイメージアップのお手伝いをすることを始めるんだけど、○○さんは関心がありますか？」と質問してみました。この方は40代半ばくらい(?)で、身だしなみには非常に気をつかっていて、とくに指先と口元は気にしているそうです。「スマイルサポート」の説明をしたところ、

「とても関心がある。そんなに高くないから私はすぐにやりたい」

ということでした。その女性が所属する支店には、40名ほどの女性従業員が所属しています。そこで、早速、このプランを提案させていただくために、支店長を紹介していただきました。

後日、その企業に訪ねて行き、「スマイルサポート」を説明したところ、この支店長は30代半ばの男性だったのですが、その提案を気に入ってくださいました。また、従業員の方を呼び「こういうのは関心あるか?」と聞いてくれたそうです。聞かれた女性（30代）も、即「関心あります」という反応をしたとのことです。

さらに、その支店長は「歯をキレイにするのはお客様へのイメージアップになるのは間違いないし、支店の成績アップにもつながるかもしれない」と考え、「ホワイトニングではなくても、歯のクリーニングを低コストで受けることができれば、みんなに案内したいので、今度提案してくれますか?」と積極的に依頼をしてくれたそうです。

この支店長は、ご本人がタバコを吸っているため、歯をキレイにすることには以前から関心をもっていたそうで、早速、ホワイトニングやクリーニングを受けられました。

この会員様は、その後、「キレイな歯でイメージアップ」というテーマで、この企業の従業員向けにセミナーを開催しました。女性従業員に役立ちそうなテーマで、参加された方々には好評でした、と報告をいただきました。

また、このセミナーがきっかけになって、この企業が、お客様のアフターフォローのために開催しているイベントに、「キレイな歯でイメージアップ・子供の歯について」というテーマのセミナーの講師として呼んでいただけたとのことです。

結果的に、これまで患者さんではなかったお子様や、そのお母様などとも接点ができ、セミナーに参加された方はもちろん、その方からの紹介で、お友達の親子も来院されたそうです。つまり、企業の従業員向けに行ったセミナーがキッカケとなって、これまでは患者さんではなかった、地域の方々とも接点をもつことができたのです。

この会員様は、これをキッカケに別の展開もされています。それは、セミナーをした企業のお客様の会社において、その社員向けにセミナーの講師をお願いされたのです。テーマは、最初のセミナーと同じ「キレイな歯でイメージアップ」についてです。紹介してくれた企業も、お客様のアフターフォローとして役立ち、喜んでいただいたそうです。

先ほどお話したように、歯についてのセミナーは、医院で開催して患者さんやそのご友人にきていただくことも可能ですが、地域の会社などから社員研修の講師として呼んでもらって開催することも可能です。

一つのテーマだけでも、この会員の先生のようにいろいろなところで話すことは可能です。医院や会場を借りて、患者さん向けにセミナーを開いている先生方は、このように自分から地域の会社や団体に出向いて、今すぐの患者さんだけでなく、これからの患者さんとの接点を増やしておくとよいと思います。

2 これからの時代のために！ 高齢の患者さんが集まってくる取り組み

「トップ１％歯科医院倶楽部」で相談が多いのは、高齢の患者さんへの義歯やインプラントなどの自費診療の提案のしかたについてです。その際、アドバイスさせていただいたことを実践して、成果をあげてきた会員様の事例を紹介することにします。

はじめにご紹介する会員様の医院では、以前は、来院される高齢の患者さんすべてに、自費の義歯やインプラントについて、先生が自らいろいろと説明していたのですが、自費の義歯やインプラントに関心を示すことはありませんでした。

そこで

「保険の義歯でも美味しく食べられるように、頑張ってつくってみましょう。保険の義歯も調整などをしっかりと行い、しっかりつくってあげることに専念していくことにしましょう」

とアドバイスさせていただきました。

そうしたところ、１年も経たないうちに、その評判が、患者さんが所属している趣味のグループの仲間に広まり、仲間の方たちが患者さんとして来院されるようになりました。その後、その中の1人の患者さんが、自分からもっとよい義歯をつくりたいといってきたので、自費の義歯をつくられました。

すると面白いことに、4~5ヵ月間に、その仲間の高齢者の方8人が自分ももっとよい義歯をつくりたいと来院されました。歯にお金をかけてもよいと思っている高齢者と、そうでない方とでは、あきらかに分かれているので、保険の治療で一生懸命にやり、それを感じてくれる高齢者のグループに伝えていくというのが、とてもオーソドックスな方法だと思います。

ただ、この会員様には、先ほどのアドバイスの他に、実践していただいたことは次の三つです。

①高齢の患者さんとの会話時間を、先生もスタッフも意識的に増やすこと。そうすることで、その患者さんの趣味やお仲間の話などを聞くことができるようになったり、次回の会話にも困らなくなります。

②高齢の患者さんの治療が終わった際に、院長自ら医院紹介カード代わりに、自分の名刺を渡して、「○○さんの、俳句の(趣味)お友達で、歯について、入れ歯について困っている方がいらっしゃいましたら、この名刺を渡してあげてください。○○さんのお友達でしたら、しっかりと対応させていただきますから」と伝えること。そうす

ることで、お友達同士で、歯や入れ歯についての話になったときに、紹介しやすくなります。

③高齢の患者さんの治療が終わったときに、院長自身がすぐに患者さんへのねぎらいと、これからもしっかりとフォローする内容の手書きのハガキを出すこと。これを実践していくと、今度はその返事として、患者さんからのお礼のお手紙が届くようになります。

この会員様の医院では、医院新聞を3ヵ月に一度発行していますが、患者さんからのお礼の手紙を「患者さんからいただいた声」として、医院新聞に掲載し、他の患者さんにもお伝えしています。

高齢の患者さんほど、これまでにたくさんの医院に通院したことがあります。ということは、自分の医院と比較してくれる歯科医院がたくさんあるということです。ですから、これまでの歯科医院では体験しなかったであろうことを実践することで、信頼関係を築きあげたのです。

もう一つの医院は、高齢者の自費の義歯やインプラントの患者さんを増やすため、患者さんとの信頼関係を強くすることに取り組み、義歯完成後に〝フォロー〟と〝義歯完成祝い〟を兼ねて、患者さんと院長と歯科技工士とで、食事会を実践しています。

その時に、新しい義歯で食事をした感想を聞いています。義歯の気になる点を、患者さんから直接聞くことができ、後日、それを調整したりすることも可能になりました。患者さんに合う義歯づくりに力を入れながら、患者さんのことをしっかり考える医院、しっかりとフォローする医院というイメージを、患者さんに持っていただけるように取り組んでいます。

この取り組みを実践する前は、患者さんと生活を一緒にするわけではありませんから、実際に食事をしてみてどうかを聞くことは不可能でした。しかし、食事会によってその場で、患者さんが良く噛めるようになって、嬉しそうに食事をする顔を見ることができ、気になる点をすぐに聞けたことで、調整しやすく満足のいく義歯をつくれるようになったことは、相互にとってよかったといっています。

義歯に限らず、治療をした患者さんが、素晴らしい笑顔で食事をしているところを見る機会ができたことは、歯科医師の仕事をしていながら、これまで見る機会がなかったので、これからの歯科医療にもプラスになること間違いありません。

この院長は、こうした体験を自分だけではなく、同じように歯科医院で頑張っているスタッフたちにも体験させてあげたほうがよいと考え、スタッフも交代で食事会に参加するようにしています。

ここでも、これらの取り組みが、患者さんの間で評判になり、その患者さんのご友人たちの来院が増えています。

以上のように、この二つの医院では、トークというよりは、高齢者との信頼関係づくりに重きをおいた方法をとって成功しています。

高齢の患者さんの、横のつながりは強いものがあります。また、皆さんもご存知のように、歯について悩んでいる方も多くおられます。

私が行っている美容室の方もいっていましたが、高齢者のお客様は、入れ歯やインプラントについての話をよくされるそうです。ですから、高齢者のお友達同士の会話の中でも、歯や入れ歯、インプラントなどの話がよく出てくるので、ご紹介した会員様のような成果も出せるということです。

これから、高齢者を対象にして、インプラントや義歯などの治療に力を入れていこうと思っておられる皆さんは、ぜひ参考にしていただきたいと思います。

3 リコールの患者さんがどんどん集まってくる

〈多くのサービスを受けた人ほど他に移らない〉

一度来院した患者さんが他の医院に移らずに、自分の医院に来院し続けてくださるための効果的な方法をお伝えします。

皆さんの医院では、患者さんの囲い込みやリコール率アップのために、どのような取り組みを実践していますか？

ここでお伝えする方法は、当社の「トップ1％歯科医院倶楽部」会員の多くの歯科医院が実践した結果、患者さんの囲い込み、リコール率アップに効果をあげた方法です。

はじめに、この方法のベースになっているデータをご紹介します。

アメリカの調査会社で、生命保険を契約しているお客様が、他の保険会社に移る確率を調査しました。その際のデータに次のようなものがあります。

お客様が、保険会社から一つのサービスを受けていると、そのお客様が他の保険会社に移る確率は50％であり、二つのサービスを受けていると25％、三つのサービスを受けていると5％、そして、五つのサービスを受けていると、なんと0・05％の人しか、他の保険会社に移らないというものです。

つまり、自分の保険会社と複数の契約をしている、複数のサービスを受けているお客様ほど、他の会社に移らなくなるというデータです。さらに、五つのサービスを受けてもらえば、他の保険会社にはほとんど移らないのです。そういえば、日本の銀行などのポイント会員制度も、給与振込み・公共料金引き落とし・住宅ローンなど、多くのサービスを利用してもらえるお客様ほど、ポイントが多くつくようになっています。

それでは、このデータをもとに、歯科医院経営で、どのような取り組みを実践しているかご紹介しましょう。

〈デンタルグッズを上手におすすめして成功した医院〉

実は、その取り組みは難しいことではなくて、ほとんどの医院になんとなく置いてあるだけの歯ブラシ・歯磨き剤・フッ素ジェル・キシリトールガムなどのデンタルグッズを、患者さんに積極的に提案して購入していただくことであり、ＰＭＴＣ、ホワイトニング、クリーニングなどの治療以外の医療サービスも、積極的に患者さんに提案して、サービスを受けていただくことを確実に実践していくことなのです。

つまり〝歯の治療〟だけでなく、さまざまな医療サービスやデンタルグッズを患者さんに提供することで、患者さんとの接点を増やす取り組みです。

その中で、一番手軽で始めやすいのが、歯科医院でしか販売されていないようなデンタルグッズを、患者さんに積極的に提案して購入していただくことです。

「歯ブラシを売って儲けていると思われたくない！」

という先生もおられると思いますが、デンタルグッズを歯科医院で購入していただくことがキッカケとなり、患者さんが歯科医院に気軽に来院する機会が増えると、それにともなって、定期検診やクリーニングなどのケアを受ける機会も増えていきます。

このことが、結果的に患者さんの歯のよい状態を保つために役立つ方法となります。そして、患者さんが医院から受けるサービスが増えるので、患者さんが離れなくなる有効な方法ともなるのです。

ただし、デンタルグッズを患者さんに提案していくには、気をつけることがあります。皆さんの歯科医院でも、受付や待合室には、歯ブラシ・歯磨き剤・フッ素ジェルやキシリトールガムなど、たくさんのデンタルグッズが並べられているのではないでしょうか？

ここで皆さんに質問です！

「自医院で販売しているデンタルグッズは、どのように選んでいますか？」

「先生やスタッフ自ら、きちんと商品を試してから置いていますか？　それとも、なんとなく業者さんにすすめられたからとか、新商品だからとかという理由でしょうか？」

先日、ある歯科医院におうかがいした際、受付のところに、いろいろなデンタルグッズ

やキシリトールガムが置いてありました。先生やスタッフもオススメの商品なんだろうと単純に思ったので、ミーティングの際に、

「医院で販売しているデンタルグッズやキシリトールガムを、皆さんやご家族で使ったり、食べたりしたことはありますか？」

と聞いてみました。

「歯ブラシだけで、他はまだ使ったことがありません」

「歯ブラシとキシリトールガムだけです」

「自分ではいくつか使っていますが、家族に使わせたことはありません」

という答えでした。私は「えっ？」といいそうになりました。

この医院は、自分の医院で、患者さんに販売している商品を使ったことがないんだ？患者さんに聞かれたらどんな説明をしているのだろう？

そこで、患者さんにどのように説明しているかを聞かせていただくと、

「…………？」

「他の医院ではいかがですか？」

このような状態で、患者さんにデンタルグッズを販売するのはオススメできません。

以前、ある美容院の店長さんとお話をさせていただいた際に、その店長さんは、

「うちでは、店に置いてある商品は、従業員全員でテストしています。みんなで話し

合って、本当にお客様にとっていいと思ったものを置くようにしています」

「最新のヘアスタイルを提供するのも、美容師としての仕事だけど、お客様の髪の状態を常に健康な状態に保てるようにアドバイスするのも、美容師の仕事だから……」

「お客様にすすめる以上、責任をもってすすめたい。なんとなく置いたり、なんとなくすすめた商品が悪くて、うちの評判が落ちても困るし。従業員同士で、この商品は、どんな髪質の人に合うのかを、ミーティングで話し合ったりしています」

といっていました。この店長さんの言葉からは〝自信に満ちた確信〟、そしてお客様を大切にしている気持ちが伝わってきました。

たとえば、メニューの内容もわからないまま、なんとなくお客様に対応しているレストランの店員のサービスレベルが高いと思いますか？　けっして思えませんよね。それを教育しないお店側のサービスレベルも想像がつくでしょう。皆さんは、そんなレストランに行きたいと思われますか。

歯科医院も同じです。〝なんとなく商品を並べ〟〝なんとなく患者さんにすすめている〟と、〝なんとなく働いている〟ように患者さんに伝わってしまいます。

〈〝なんとなく〟すすめているのではダメ！〉

実は、このデンタルグッズを患者さんにすすめるための準備は、医院全体の、この〝なんとなく〃の部分を減らすこと、つまり、スタッフの意識レベルをアップするキッカケにもなります。〝なんとなく〃置いてある商品を自分で試してみたら、こんないい商品があった！　逆に試してみたら、イマイチな商品だったなど、新しい発見があるはずです。

ひととおりチェックが終われば、商品についての知識は十分で、〝なんとなく〃が一つ減ります。次は掃除、次は電話応対、次は……というように、〝なんとなく〃を一つひとつ減らす努力をしてみてください。今まで〝なぁなぁ〃にしていた部分が、必ず見えてきます。そうやってスタッフが、一つずつ〝なんとなく〃を減らすことで、患者さんへの対応が変わってきます。

先生も、スタッフも、並べてある商品一つひとつにまで責任をもつことで、働く意識も変わってきます。そんな細かいところまで気を配れるようになると、患者さんに対する意識も変わってきます。

患者さんにデンタルグッズを積極的に提案する場合には、先生やスタッフの皆さんが、このような意識になってから提案することが大切です。〝なんとなく商品を並べ〃〝なんとなく患者さんに対応している〃と、〝なんとなく働いている〃という気持ちが患者さんにまで伝わってしまいますから、気をつけてください。

デンタルグッズの活用方法について相談をいただいた歯科医院でも、これまでなんとな

く医院に置いてあったデンタルグッズを、院長やスタッフが実際に自分たちや家族で使ってみて、その体験を踏まえて、

「私も使っています。とっても磨きやすくてオススメです！（院長）」

「歯を少しでも白く保ちたい人にオススメです！　私も使っていますがとってもいい感じです（歯科衛生士○○）」

「この歯磨き剤は、私の主人も喜んで使っています（歯科衛生士○○）」

といったように、よく本屋さんなどで見かけるようなPOPをつくって、自分たちの声が患者さんに伝わるようにしています。

こんな話もありました。先生が、歯磨きが嫌いだった自分の子供たちに、

「歯磨きが終わったら、キシリトールガムを食べていいからしっかり磨きなさい！」

といったところ、子供たちはそのおいしさにとりつかれ、それ以来、歯磨きをするのが楽しくなり、自分からすすんで、歯磨きをするようになったそうです。その経験から、これまでは受付に置いてあっただけのキシリトールガムの横に、

「うちの子供たちも、このガムでやっと歯磨きが好きになりました（院長）」

というPOPをつくり、貼って案内しました。すると、先生と同じように歯磨きが嫌いな子供に困っていたお母さん方が、ガムを買って帰られるようになり、その後、実際に自分

の子供たちで先生と同じようなことを体験されたお母さん方は、ガムがなくなると買いに来られるようになったそうです。中には、友達の家の分まで買っていく方もおられたということです。

こうしたことを実践した結果、その医院では、患者さんのほうから、受付スタッフや先生に質問をしてくれるようになり、コミュニケーション機会が格段に増えました。その上、これをキッカケに〝歯科医院でしかできない〟クリーニングやＰＭＴＣの提案もできるようになり、患者さんへのアドバイスの機会が増えたそうです。

結局、効果をあげていくためにデンタルグッズを使うポイントは、「患者さんは、歯科医院に置いてあるものを買いたいと思うのではなく、歯科のプロである歯科医師やスタッフが使っているもの、使ってよかったというものを買いたいと思っている」ということにあります。

「トップ１％歯科医院倶楽部」会員の多くの歯科医院で、デンタルグッズを入口として、ＰＭＴＣやホワイトニングなどの提案の機会を増やし、患者さんに複数の医療サービスなどを提供しています。その結果、患者さんとの接点を増やすことができ、その取り組みが、一度来院された患者さんが他の医院に移らずに、自分の医院に来院し続けてくださるために効果をあげています。

4 コミュニティに患者さんが集まってくる

〝医院コミュニティをつくる〟最大のメリットは、「医院の共感者・理解者が集められる」ことです。

これまでは時間的な関係で、先生やスタッフの皆さん、つまり先生の歯科医院が、どんな考えをもって患者さんたちに歯科医療を提供しているのかを、患者さんたちにわかってもらえなかったということです。

それでは、**「理解者」「共感者」「ファン」**をつくることは難しかったはずです。それが、先生やスタッフの方々が患者さんに「医院新聞」や「ニュースレター」などを通じて、直接語りかけることで、その考え方・気持ちに共感してくれる、理解してくれる患者さんを集められるようになります。

そうした「理解者」「共感者」が集まった、つまりある程度共通の考え方・価値観をもった患者さんを組織してつくるのが「医院コミュニテュイ」です。そこには、一つの「共感」できるものが存在していなければなりません。

簡単にいえば、先生の医院のファンクラブのようなものだったり、歯を大切にする患者さんのサークルやクラブといったものです。

「○○歯科医院・歯ッピークラブ」

「いつもスマイル倶楽部」

「○○歯科医院　笑顔くらぶ」

「○○歯科医院ファミリー倶楽部」

「○○歯科医院　８０２０挑戦隊」

などのネーミングを考えて、「歯科医院の患者さん」というくくりの他に、「○○クラブ」の会員さんというくくりを持つことによって、「患者さん」という言葉から受けるイメージの人に提供できるものより、同じ人であっても提供できるサービスや情報の幅が広がってくるのです。たとえば、

「〝○○歯科医院・歯ッピークラブ〟では、もう二度と〝痛い！〟思いを治すために○○歯科医院に来ることがないように、もっともっと歯を健康にして、もっともっと歯をキレイにして、もっともっと生活を楽しむために来てもらえるように、皆さんを応援するクラブです」

というような考え方に「共感」してもらえる人たちの集まりをつくって、マイナスを治すという歯科医院との関わりではなくて、もっとプラスになるためにという、明るい接点で付き合っていく人たちを集めようとするものです。

ですから、医院ニュースレターというよりは「○○歯科医院・歯ッピークラブ」会員の人たちが、もっともっとよくなるための情報を、「歯ッピークラブ便り」という、会員向けニュースレターを発行して伝えたり、各種会員様特典も用意して、いろいろな機会に歯科医院に来てもらえるような関係づくりを目指しています。

特典としては、

・歯ッピークラブキレイ歯応援プログラム

・歯ッピークラブ虫歯ゼロ応援プログラム

・歯ッピークラブ良い子応援プログラム

などの、予防コースをつくって応援したり、

・ＰＭＴＣモニター募集！

とっても気持ちいい！と評判なんです！　もっともっと多くの会員の皆さんに体験してほしくて、モニターを募集します。もちろん、モニターですから無料です！　体験していただいた後の喜びの声だけ聞かせてください。

という企画を実施して、体験者を増やし、同時に体験者の声を集め、会員向ニュースレターで紹介し、どんどん会員の皆さんに参加していただく機会を増やしていきます。

デンタルグッズに関しても、自分たちのオススメだけではなくて、「**歯磨きモニターに協力してください！**」と同じように参加していただき、会員の皆さんの声を集めてＰＯＰ

に活かして、患者さんと医院との関わりを増やしていきます。

会員の皆さんに協力いただいて、お友達にもモニターをお願いすることで、医院とまったく接点のなかった方との接点が持てるようにもなります。

このような企画を実施したり、年に何回かは、会員の皆さんと医院との関わりや、会員さん同志の関わりの場として、ちょっとした勉強会を実施して、そこにまだ会員ではないお友達と一緒に参加してもらい、簡単に紹介してもらえる場を増やしていきます。

実は、歯科医院に限らず、患者さんやお客様が自分の周りの人たちに良いと思ったことを紹介するときに、言葉だけで伝えるよりも「モノ」や「イベント」があって、それを紹介するほうが簡単に紹介できるのです。

〈医院コミュニティで会員を増やす〉

患者さんやお客様が友達を誘うとき、紹介するときは、「イベント」や「集まり」を紹介するほうが楽ですから、紹介で医院のことが広がりやすくなります。つまりは「医院コミュニティ」をつくることは、紹介の患者さんを増やすためにもっとも効果的なのです。

「医院コミュニティ」は、医院と直接接点をもつ会員さんの数が多いと、その会員さんからの紹介の数も多いわけですから、これまでより紹介が広がります。

その上、「ニュースレター」を会員さんに送るとき、たとえば会社に送るときなどは

「皆さんで回覧してください！」とか、メールでお送りする場合には「転送してくださ い！」というようなメッセージをつけることで、簡単に他の方々の目に触れさせることができますから、会員さんが他の方に紹介するチャンスを増やすことが可能になります。

このように、直接または医院ニュースレターなどで、会員さんとの接触機会を増やしていけば、より「共感」していただける人たちを増やしていけるのです。会員さんを増やすことに力を入れていけば、今すぐに治療を受ける患者さんもでてきますが、将来、治療が必要になってくる方との接点を継続的に持てるようにもなります。

また、ニュースレターという手段がありますから、季節に応じたキャンペーン企画みたいなものも実施しやすくなります。

・もうすぐ大掃除！　歯も大掃除して新年を迎えましょう！　クリーニング・ＰＭＴＣキャンペーン実施します！

・もうすぐ夏休み！　皆さんキレイな歯を手に入れて夏を楽しく過ごしましょう！　ホワイトニング・ＰＭＴＣキャンペーン実施します！

・もうすぐお誕生日という皆さんに！　ホワイトニング・ＰＭＴＣキャンペーン実施します！

という企画も、会員の皆さんに伝えられます。何の関わりもない方には、単なるＤＭですが、会員の皆さんには情報として伝えられるので反応も違ってきます。

会報では、いろいろと会員の皆さんに伝えたいことが伝えられますので、その中で、保険と自費の違いなども、当然伝えていくことが可能です。治療の場で伝えると選べなくても、以前から自分で勉強していれば、そのことを思い出して選べますから、会員のみなさんにとっても、自分で判断して決められ、満足度は明らかに違います。

どうでしょうか？　このような関わりを持った人に、「予防」や「自費」をすすめるのと、ほとんど接点もない人たちにすすめるのとでは、結果はあきらかに違ってくると思いませんか？

「医院コミュニティ」が、行き当たりばったりの戦略ではなく、これから継続的に患者さんを増やしたり、売上げを上げるためには非常に重要になってくるのです。

医院新聞やニュースレターで、患者さんに定期的に情報発信する方法を実践して「理解者」「共感者」を集めて、「医院コミュニティ」をつくっていくのもいいですし、先に「医院コミュニティ」をつくって、「会員向ニュースレター」発行や企画を通して、「理解者」「共感者」を集めていくという順番でもいいと思います。

いずれにしても、これまでの〝患者さん〟というくくりで関わるだけでなく、〝会員さん〟というくくりで関わることで、新しい展開がはかりやすくなるでしょう。会報は、患者さんが希望する方法――ＦＡＸかメール、郵送などを選択してもらって送ることが必要になりますので、患者さんからどちらがいいか聞いておくことも必要です。

5 ホームページに患者さんが集まってくる

「トップ1%歯科医院倶楽部」会員の先生方からの相談や、セミナーに参加いただいた先生方からの質問で多いのが、歯科医院経営に役立つホームページのつくり方です。

1ヵ月間に来院する新規患者さんの約半数を、ホームページで集めている、一般歯科医院と矯正歯科医院が、新規の患者さんを増やすためにホームページをつくる上で大切にした二つのポイントをベースに、ホームページをつくるコツについてお伝えしていきます。

それは、次の二つのポイントです。

(1) 自医院の良さを表現する
(2) 人気(ひとけ)を表現する

(1) 自医院の良さを表現する

ホームページのつくり方によって、治療に来院される患者さん、矯正歯科であれば、初診相談に来院される患者さんの層が変わってきます。理由は、ホームページに表現されている〝医院の良さ〟を求めている人が来院されるからです。

そのため、ホームページで自医院の良さを表現することで、患者さん層を絞ったり、患者さん層をコントロールすることが可能になります。

つまり、皆さんが、

「こんな患者さんに来てほしい！」

と思っている患者さんに、来院していただくようにしていくことが可能になります。たとえば、スタッフを募集するとき、求人誌のキャッチコピーの言葉によって、応募してくる人が違ってくることをイメージしていただくと、わかりやすいと思います。

★アットホームな医院です→人の輪、人間関係重視

★土日休・残業無・毎年海外旅行→待遇面重視

★研修制度完備　予防・ＰＭＴＣ技術を向上して力を発揮したい方→仕事内容重視

★超高層ビルにあるオシャレでキレイな医院です→環境・ステイタス重視

というように、それぞれのキャッチコピーに関心をもったスタッフが応募してくると思います。

ですから、ホームページをつくる際は、まず皆さんの〝医院の良さ〟を、

「○○矯正歯科は、こんなところを大切にしている、こんな良さがある医院です」

「当医院に来院していただいて、矯正治療されると、こんなメリットがあります」

などとして、自医院の〝売り〟や、皆さんがこんな医院にしていきたいという医院像・目

標を決めて、ホームページで表現することが大切です。

ホームページで新規の患者さんを増やしている矯正歯科医院では、とにかくその先生やスタッフの人柄に合う患者さんに来院していただくために、〝人〟を売りにしました。そのため、極力、設備や矯正の情報を載せることを避けて、〝人〟を表現することで、人に反応してくれる患者さんに来てもらうようにした結果、初診相談から治療にすすむ確率が、2倍以上になりました。

いろいろな患者さんに来院していただくよりも、自分の医院で提供できる医療サービスや、先生自身やスタッフの対応、設備などに合う可能性の高い患者さんに来院していただくことは、結果的に患者さんの満足度を高めたり、初診相談に来院された方が治療にすすむ確率を上げるための一番の方法です。

話が、ホームページづくりとは離れてしまいますが、実はこの「皆さんの歯科医院が目指す理想の医院像・目標をつくる」ことは、スタッフ教育にも重要なポイントになってきます。先生方が、自分の医院を、どんな医院にしたいかによって、それを実現するために必要なことや人が違ってくるからです。

子育てで考えるとわかりやすいと思うのですが、「将来、スポーツ選手になってほしい」という目標をもってする子育てと、「将来、学者になってほしい」という目標をもってする子育てでは、その子供に習わせる習い事なども違ってくると思います。

それと同じように、皆さんの医院の理想像・目標をまず決めて、それを実現するために求められるスタッフの能力を整理します。そして、その能力を身につけてもらうための方法を考えていくことです。

当社がサポートしている歯科医院では、医院の目標を決めて、それを実現するための項目を洗い出し、そのために必要な教育などの方法を考え、実践していく方法をとっていきます。

◆常に最新の技術を提供できる医院にする

・最新の技術を取得する研修会には、年に○回参加してもらう
・毎月１冊、最新技術に関する書籍を読んでもらう
・毎月１回、院内で技術勉強会を開く

というような方法を取り入れています。

ホームページづくりと合わせて、皆さんの歯科医院の理想像や目標を、大切なパートナーとして、スタッフと一緒に考えてみるのがよいと思います。

(2)　人気（ひとけ）を表現する

患者さんが、歯科医院のホームページを見る際は、
・自分に合いそうな歯科医院

・良さそうな歯科医院

を探しています。そのとき、患者さんが、自分に合うかどうかを判断するために必要な情報は〝どんな場所で、どんな人が〟です。

ですから、医院の内外装・設備などの〝何〟という情報と、先生やスタッフ、そして、どんな人が来院されているのか（子供が多いのか？大人が多いのか？など）という〝人〟の情報、つまり〝人気（ひとけ）〟を表現することが必要になってきます。

医院の内外装や設備、そして治療の流れを表現するときに

・受付だけ　→受付スタッフがいる受付

・待合室だけ→人が待っている待合室

・メイク室　→メイク直しをしているメイク室

・カウンセリングルーム→誰かがカウンセリングを受けているカウンセリングルーム

といったように、モノだけではなく、必ず〝人〟も一緒に写っている写真を掲載することで、ホームページを見た方に、自分が医院に行ったイメージをもってもらうことです。

女性誌などでは、洋服だけではなく、モデルさんや読者モデルが着ている姿を載せることで、読者が、自分がその洋服を着たときをイメージしやすくしていますので、参考にされるとよいでしょう。

そのときのポイントは、皆さんがホームページを見て、来院してほしい患者さん層に

合った人の写真を載せることです。大人の女性に来院してほしいのに、子供の写真しか載っていなければ、イメージしにくいですし、相談してみようとも思わないでしょう。これは、来院している患者さんの写真を載せる、患者さんの声を載せるときも考えておくべきポイントです。

お子様連れの主婦の方に来院してほしい場合は、その方々の写真やコメントを！

男性のサラリーマンに来院してほしい場合は、その方々の写真やコメントを！

そして、治療の流れや内外装のところで、顔写真だけでなく治療している先生やスタッフの姿、カウンセリングしている先生やスタッフの姿を出すことも大切です。

これは〝スタッフの採用にも使えるホームページ〟です。

スタッフ募集の広告を見た人は、

「どんな先生かな？」

「一緒に働くスタッフの女性はどんな人かな？」

「どんな患者さんが多いんだろう？」

「どんな場所、医院なのかな？」

と、思うのではないでしょうか。しかし、広告の内容だけでは見た人はわかりません。そこで、

「ホームページを見て、関心があったら面接に来てみてください」

といえば、応募してきた人が、医院のホームページを見てくれます。面接に行く前に、働くことになるかもしれない医院や、一緒に働くかもしれない人のことが、より鮮明にイメージできますので、面接までの流れがスムーズになります。このようなホームページなら、スタッフ採用の時にも活用できるのです。

患者さんが、歯科医院のホームページを見て、

・自分に合いそうな歯科医院

・良さそうな歯科医院

を探しているときに、自分に合うかどうかを判断するために必要な情報と同じ情報を、スタッフ募集の広告を見た人も必要としているということです。

この〝人気〟は、写真でも伝えられますが、言葉でも伝えられます。どんなことを考えて治療しているのか、どのように患者さんに接しているのかを、文章で伝えることも重要です。

私は、歯科医師の皆さん向けにメールマガジンを3年間発行しています。読者の先生には、自分がどんな人間かが伝わっているようで、セミナーなどで初めてお会いしたときにも、「思っていたとおりの人ですね」とよくいわれますので、この点は自分自身でよく実感しています。

ホームページを見た患者さんに文章で伝えるために、ブログを使って、皆さんやスタッ

フの日記のコーナー、コラムのコーナーを設けて、定期的に更新すると、皆さんやスタッフのことを文章で表現できます。

歯についての情報を、ちょくちょく更新することは難しいかもしれませんが、ブログを使えば更新しやすいですので、その行為自体で、皆さんやスタッフが細かいこと、面倒くさいことも実践される人であること、手づくり感、時間をかけていることがホームページで表現できるようになります。

なお、日記やコラムは、教科書や新聞・雑誌のような書き方ではなくて、口語体、つまり話し言葉で書くことができますので、直接会ってないけれど、文章を読んだ患者さんと会話をしている状態をつくることができます。

私もメルマガや雑誌の連載では、話し言葉で書くようにしているのは、このためですが、話し言葉で書くほうが、皆さんのことをより患者さんに伝えることができ、〝人気（ひとけ）〟を表現できると思います。

新規の患者さんに来院していただけるホームページは、患者さんが、友人や家族を紹介するときにも、スタッフを募集するときにもお使いいただけます。まだまだ、ホームページを有効活用しておられる歯科医院が少ないようですので、この機会に、ホームページの活用を真剣に考えてみてください。

6 歯について学ぶ場所に患者さんが集まってくる

医院の側から歯に関する情報を、患者さんに積極的に提供して、〝歯〟についての会話、コミュニケーションを増やして、患者さんが自分自身の歯について、より関心をもってもらうための取り組みをしている先生をご紹介していきます。

その取り組みとは「歯に関するテレビ番組情報」を、来院している患者さんに、積極的にお知らせしていくものです。

もともとは、テレビ番組をご覧になった患者さんが来院された際に、もし質問されたとき、先生やスタッフの方が困らずに、的確な回答ができるようにと考えて行っていたものです。

患者さんとの良好なコミュニケーションづくり・信頼関係づくりのために「歯に関するテレビ番組」を見ていた先生は、患者さんがご覧になるのを待っているのではなく、どうせ自然に見るかもしれないのであれば、良い情報も悪い情報も、医院から積極的に情報提供して見ていただくことで、〝歯〟や〝歯科〟について関心をもっていただき、患者さんから質問していただく機会、患者さんから話しかけていただく機会を増やすほうがよいだろうと考えたのです。

そこで、来院された患者さんに、

私たちは、患者さんとの信頼関係が一番大切なことと考えております。また、皆さんが自分自身の歯の良い状態を保つには、歯について関心をもち続けてもらうことが、とても大切だとも感じております。

明日、2月8日（日）の20：00〜『発掘！　△△大事典』（○○テレビ系列）で、『だ液』をテーマにした番組が放送されます。

直接、皆さんの歯に関した内容があるかどうかはわかりませんが、唾液は皆さんの歯を良い状態に保つことにきわめて関係がありますので、ぜひご覧になってみてください。

ご覧になってご質問があれば、私たちに何なりと聞いてください。

院長　○山　◇男

というコメントを添えて、案内チラシをお渡しすることで〝自医院の姿勢〟も合わせてPRしています。

その結果、多くの患者さんが放送をご覧になって、

「見ましたよ！」

「先生の医院でも、ＰＭＴＣはできるんですか？」

「見るのを忘れてしまったけど、面白かったですか？」

などと声をかけてくれるだけでなく、先生はもちろん受付スタッフにも、テレビを見た感想や質問をしてくれる方が出てきて、自分から患者さんに会話をすることが今ひとつ苦手だった先生も、患者さんから話しかけてくれたことに返したり、患者さんからの質問に答えることできて、これまでよりずっと患者さんとのコミュニケーションが自然にとれるようになった、と報告をいただきました。

また、患者さんとは雑談だけでなく〝歯〟についての会話も増えてきたので、とくに番組内容について質問いただいた患者さんとは、「ブラッシング方法」「矯正」「キシリトールガム」「ホワイトニング」「口臭」「唾液」などについて、先生だけでなく、スタッフも説明する機会が増えてきました。

そうしたやりとりをキッカケにして、キシリトールガムを購入していかれたり、ＰＭＴＣやホワイトニング、唾液検査を受ける患者さんも出てきて、患者さんとのコミュニケーションの量が増えただけでなく、実際に医療サービスを提供する機会までもが増えてきた

そうです。

また、先生やスタッフも、翌日の朝のミーティングで、番組を見た感想を話し合ったり、来院される患者さんの中で番組をご覧になった方への対応を話し合っている、とのことです。

この会員様の医院では、番組で放送されていたことに関して、

・医院で提供できるサービス（唾液検査・フッ素塗布・キシリトールガムなど）があった場合、「△△で放送されていた○○は、当医院でも実施しております」というようなポスターやチラシをすぐにつくって、患者さんに案内している

・そのテレビ番組を見ての感想や関係がある情報を、先生とスタッフが書いて、新聞や瓦版という形で作成して、医院新聞として定期的に患者さんに情報提供する

という二つのことを実施して、これまで以上に患者さんとの、院内コミュニケーションをはかっています。

さらに、この先生は「歯科医院は歯を治すだけではなく、歯について勉強する場所」というコンセプトで、歯に関するさまざまな情報を、より多く患者さんに提供していこうと考えています。

7 スタッフをフォローすると患者さんが集まってくる

歯科医院の患者さん数や売上げを上げるための方法は、大きく分けると、次の三つになります。

①新しい患者さんを増やす（新規・紹介）
②今の患者さんを離さない（何度も来院していただく）
③患者さん一人当たりの売上げを増やす（受けていただく医療サービスの数や自費治療を増やす）

歯科医院の患者数や売上げを増やすためには、この三つのことを実現するための具体的な方法を考え、実践していくことになります。

ここでは、②の「**今の患者さんを離さない（何度も来院していただく）**」についてお伝えしたいと思いますが、これには二つの意味があります。

一つは、治療が終わった患者さんに、予防のための検診やクリーニングに、定期的に来院していただいたり、他の箇所が痛んだときに再来院していただくということ。もう一つは、来院中の患者さんに、途中で治療を中断せずに、完治するまで、何度も来院していただくということです。

では、患者さんに完治するまで治療を続けていただき、無断キャンセルされた患者さんや中断された患者さんにも、再来院していただくための取り組みのほうからお伝えしていきましょう。

「無断キャンセルの患者さんや治療を中断してしまっている患者さんには、こちらから電話していますが、このような場合、どう対応していったらよいでしょうか？」

「中断患者さんの対応方法について教えてください。こちらから電話をかけると、患者さんは後ろめたさがあるため迷惑じゃないかと思われるので、患者さんから連絡があるまで待っていますが、いかがでしょうか？」

このような無断キャンセルの患者さんや中断患者さんへの対応についての質問が、セミナーに参加いただいた先生方や会員の先生方から、多く寄せられてきます。このことから考えても、治療を中断せずに完治するまで来院していただくために、無断キャンセルや中断された患者さんへの対応は、患者さんや売上げを増やすためには大切な要素の一つですが、悩んでおられる先生が多いようです。

無断キャンセルの患者さんや中断患者さんに、歯科医院がどのような対応をしたらよいのかを考える大切なポイントは〝歯科医院は医療機関〟だということにあります。

患者さんは、歯の悪い状態を放っておいたらよくはならないということを知っているはずです。それなのに、連絡をしないで、患者さんがその状態のままにしているのと、早めに治療をされるのとでは、どちらが医療人としてのアドバイスになるかを考えるとわかるでしょう。

先の質問に対しての答えも、そう考えると簡単に出るのではないでしょうか？　つまり、医療人として患者さんのためを先に思った行動を考えると、医院から電話などで連絡をするのが自然に感じられると思います。つい医院経営（ビジネス）が先に立ち、自分たちのことを先に考えると、〝嫌われるのでは？〟という考えになってしまいます。

実は、中断されている患者さん、無断キャンセルの患者さんに、医院から電話などで連絡することをためらう医院、院長・スタッフには共通項があります。それは、自医院の理念・使命、歯科医師としての仕事の理念・使命、スタッフの医療人としての理念・使命を持っているのですが、それをいつでも判断基準にできるように、文章化して明確にしておられないことです。

その〝理念や使命〟を実現するためには、どう行動すればいいか？

という判断基準がないので、無断キャンセルや中断患者さんへの対応にかぎらず、何か行動するときに、迷う人が多くなってしまいます。

〝当医院は、患者さんの健康的な口腔内の維持をお手伝いして、豊かな暮らしの実現をサポートする歯科医院になる〟

などといった歯科医院としてのしっかりとした考え、基準があれば、こういうときは、こういうケースでは、どんなことをすればいいかが考えやすくなります。ただし、スタッフの負担をあまり大きくしないことが肝要です。

そこで、スタッフが確実に実践できる、行動しやすくなるにはどうするかを、次にご紹介します。

ひとつは「事前に許可をとっておく」ことであり、もう一つは「断りへの恐怖を克服する」ことです。

患者さんが突然キャンセル（無断キャンセル）されるには、いくつかの理由が考えられます。私は知り合いに、「連絡しないで歯医者さんキャンセルしちゃたことある？　その理由は？」という質問を、勉強のためによくしますが、面白いことに、「忙しくて忘れちゃって、そういうときってコッチから連絡しにくくなって、つい時間が空いちゃうんだよね」という声が、男性からも女性からも多く聞かれます。

このような患者さんに、完治するまで来院していただくためには、医院から連絡して再来院をうながすことが必要になります。こうした方に聞いてわかることは、都合が悪くなったときのキャンセルの連絡方法（○時間前までに連絡ください）や、ご連絡なしにキャンセルされた場合の対応（ご連絡を差し上げるとしたら、どちらの方法がよろしいですか、電話 or メール）など、医院のルール・仕組みなどを説明されたことがないという共通点があります。

たとえば、事前に患者さんに、当医院ではアポイントの日に来院されなかった場合、翌日に連絡を差し上げています（前述のような使命があるので……などを伝えて）。その場合、患者さんが希望される連絡先に連絡をさせていただいておりますので、希望される方法をお選びくださいと、連絡希望先をあらかじめ聞いてしまいます（第2希望までご記入いただけると助かります）。

□自宅電話

【　　―　　―　　】

□勤務先電話

【　　―　　―　　】

□携帯電話

【　　―　　―　　】

□携帯メール

【　　@　　】

□パソコンメール

【　　@　　】

このようにしておくと、患者さんには、アポイントの日に来院されなかった場合、医院から連絡させていただくことを事前にお伝えしてあること、その時、自分はどんな方法で連絡をすればいいのかが決まっているため、スタッフが患者さんに連絡するときの心の負担を少なくしてあげることができ、スタッフが患者さんに連絡しやすくなります。

また、無断キャンセルした患者さんや中断患者さんに、スタッフが電話でフォローをしていると、患者さんから、

「おうかがいできる日が決まったら、こちらから電話します！」

「今忙しいので、またこちらからかけ直します！」

というような反応が続くと、

「何か嫌われちゃいそうだから、電話かけるのいやだなぁ……」

「患者さんに迷惑かけているみたいで、何かいやだなぁ……」

などと、スタッフが、患者さんに電話をかけるのを嫌がるケースを聞くことがあります。

そこで必要になってくるのは「**断りへの恐怖を克服してあげる**」こと、つまり、スタッフのメンタル面のケアをしてあげることが必要になります。

私が、この「断りへの恐怖を克服」していただくために、スタッフの方にお伝えしていることは、断られている、否定されているのは〝あなた自身のことではない〟ということです。これがとても大切なポイントです！

スタッフの方々は、患者さんから断られることを多く経験していくと、何か〝自分自身のことを否定されている〟と感じてしまうことが多いと思います。

これは、歯科医院のスタッフの方々に限らず、生命保険の営業研修をしていても、お客様から断られ続けると、同じように〝自分自身のことを否定されている〟と感じてしまう営業の方がいます。

お客様は、生命保険の営業という〝仕事に対するイメージが悪いから〟とか、今、生命保険が必要ないから断っているのであって、「○○さん自身を否定しているわけではない」ことを、しっかりと自分の中で理解しておくことが大切です。

歯科医院のスタッフの場合も同じです。今は、ＰＭＴＣに必要性を感じないから、お金がないから、忙しくて時間がないから、もう痛くなくなっちゃたから……などの理由で断っているのであって、けっして「○○さん自身を否定しているわけではない」ということです。

この点をスタッフの皆さんに理解していただくために、よくこんな話をします。

「○○さん、ファミレスでバイトしたことある？」

「○○さん、ファミレス行ったことあるよね！」

前者のスタッフだったら、この会話は次のように進展します。

「アルバイトをしていたとき、コーヒーを飲んでいるお客様のコップのコーヒーが少なくなっているとき、お替りをたずねたりしなかった？」

「コーヒーのお替りいかがですか？」

「もちろんやっていました」

「そのとき、〝もう結構です！〟というお客様はいなかった？」

「それはたくさんいらっしゃいました」

「そうだよね」

「そのとき、断られるたびに、めげてた？」

「いいえ」

「そうだよね！」

「そのとき、別に自分のことを否定されていると思わなかったでしょ？」

「それに、コーヒーを否定しているわけでもないよね」

「だって、コーヒーを自分で飲みたくて頼んでいるんだから！」

「だから、その人がコーヒーのお替りを断った理由は簡単だよね！」

「もう何杯か飲んでいてお腹がいっぱいか？」

「もうすぐ帰るからか？」

ですから、「もう結構です！」といっているだけで、○○さんを否定しているわけでもないし、コーヒーを否定しているわけでもありません。

「たまたまタイミングが合わないだけ！　今必要ないだけ！」

「○○さん自身が否定されている、拒否されているわけではないということ。だから、今の仕事も一緒！一緒！」

「ファミレスのアルバイトの子が、断られるたびにいちいちめげていたら変でしょ！」

「今の仕事もまったく同じだよ」

このような話をすることで、実際に患者さんをフォローするスタッフの心の負担を少なくすることも、患者さんを確実にフォローするためには必要です。

スタッフの仕事の負担を軽くするフォローをすることが、結果的に患者さんのフォローにつながり、治療を中断してしまう患者さんを減らし、完治まで来院する患者さんを増やすことになっていきます。

第5章

紹介の患者さんにたくさん集まってもらう

1 紹介や口コミの基本を知る：「積極型と受身型」

ふだん何気なく使っている〝紹介〟や〝口コミ〟にも、商品やサービスによって、「積極型紹介&口コミ」と「受身型紹介&口コミ」の二つのタイプに分かれます。

それぞれの特徴や違いを知らないで、「紹介の患者さん」や「口コミの患者さん」を増やそうと思ってもうまくいきません。「信頼できる人からの口コミや紹介によって患者さんを増やす仕組み」をつくるために、紹介や口コミの基本である「積極型紹介&口コミ」と「受身型紹介&口コミ」についてお伝えします。

初めは「**積極型紹介&口コミ**」についてです。

「積極型紹介&口コミ」とは、消費者が商品を購入したり、サービスを受けたとき、すぐに消費者自らがすすんで自分の周りに積極的に、その商品やサービスやお店を〝紹介〟や〝口コミ〟するタイプのものです。

皆さん、どんな商品やサービスが、この「積極型紹介&口コミ」タイプに当てはまると思いますか？

「映画、ラーメン、レストランなどいっぱいあるなぁ……」と、いろいろと頭に浮かんだ方も多いのではないでしょうか。そうです。皆さんの周りで、一般的に〝紹介〟や〝口コミ〟といわれているタイプです。

「〇〇って映画見たことある？　まだ見てないのか。スッゴイ感動して泣けたよ。絶対見に行ったほうがいいよ！」

「あそこのラーメン、すごく美味しいよ。けっこう並ぶけど、一度は食べに行ったほうがいいよ！」

いかがですか？　よく耳にする会話ではないですか。

次は**「受身型紹介&口コミ」**についてです。

「受身型紹介&口コミ」は、消費者が商品を購入したり、サービスを受けたときは、消費者自らがすすんで自分の周りに、その商品やサービスやお店を〝紹介〟や〝口コミ〟しないタイプのものです。

どんな商品やサービスが「受身型紹介&口コミ」のタイプに当てはまるかというと〝歯科医院〟や〝生命保険〟などが、このタイプに入ります。

「〇〇生命の商品、すごくいいよ！　提案されてすぐ加入しちゃったよ！　お前も絶対加入したほうがいいよ！」

「あそこの歯医者さんの治療、すごくうまくて感動したよ！　お前もすぐに行ったほういかがですか？　このような会話は、普通聞かないと思います。「受身型紹介&口コミ」

とは、自分からすすんで周りの人たちに〝紹介〟や〝口コミ〟することはほとんどないタイプのものです。

ただし、〝紹介〟や〝口コミ〟をしないわけではなく、ある〝条件〟を満たすと、自分の周りにすすんで〝紹介〟や〝口コミ〟をするタイプのものです。

皆さん、どんなときに〝紹介〟や〝口コミ〟をすると思いますか？　その答えは〝自分の周りの人たちから聞かれたとき〟です。

たとえば生命保険の場合――

Aさん「今年8月に子供が産まれるから、生命保険を見直したいんだけど、いい営業の人、誰か知らない？」

Bさん「知っているよ！　A生命のBさんは、すごい知識もあって、わかりやすく説明してくれるから、紹介するよ」

たとえば歯科医院の場合――

Aさん「すごく歯が痛いんだけど、いい歯医者さん知らない？」

Bさん「知っているよ！　A歯科医院は、治療が上手で説明もわかりやすいから行ってみれば！」

いかがですか？

これならよく聞く会話でしょう。つまり、「受身型紹介&口コミ」は、消費者が商品を購入したりサービスを受けたり、お店に行った時点では、消費者自らがすすんで自分の周りに、その商品やサービスやお店を〝紹介〟や〝口コミ〟をすることはしないけれど、周りの人から〝聞かれたとき〟、つまり相手から求められて〝教えてあげる〟という立場になったときに、積極的に〝紹介〟や〝口コミ〟をするタイプです。

では、「積極型紹介&口コミ」と「受身型紹介&口コミ」とでは、どうして周りの人に〝紹介〟や〝口コミ〟をするタイミングが違うのかわかりますか？

実は、この答えが患者さんからの紹介によって、どんどん患者さんを増やすための大切なポイントです。

その答えとは、その人が周りの人に〝紹介〟や〝口コミ〟をする話が、「自慢話」になるタイミングの違いです。

面白い映画や安くて美味しいレストラン、美味しいラーメンなどは、その人の周りの友達や、仲間のほとんどの人が興味あることです。ですから、もしその人が、まだ知らなければすぐに口コミしても「自慢話」になります！

しかし、「生命保険」や「歯科医院」や「病院」は、その人の周りの友人や仲間が困っていなかったり、病気であったり、歯が痛くなければ、ふだんは関心がないことです。つまり、すぐに〝紹介〟や〝口コミ〟をしても、関心がない人がほとんどなので、「お前、何いってるの?」となって「自慢話」にはならないのです。

でも、その人が歯が痛くて困っていて「いい歯医者さん知らない?」と聞かれたときは、その人が関心をもっていて、その人が知らないことを教えてあげるというかたちになるので「自慢話」になります。ですから、その時には積極的に〝紹介〟や〝口コミ〟をするのです。

歯科医院の場合、たとえば患者さんの治療が完了したときに、患者さんに大切な友人知人の紹介を期待しても、その患者さんの周りの友人や知人が、いま歯が痛くなければ、歯で困っているか、関心をもっているかはわかりません。いくら患者さんが良い治療をしてもらったと思っていても、先生もしっかりと説明をしてくれて、その歯科医院に満足していたとしても、「自慢話」になるかどうかわからないので、患者さんは積極的に医院の紹介をしてくれなくて当たり前なのです。

歯科医院は「受身型紹介&口コミ」のタイプなので、この特徴を理解さえすれば、「信頼できる人からの〝紹介〟や〝口コミ〟によって、患者さんを増やす仕組み」をつくることができます。

2 自医院の本当の良さを知り、その良さを患者さんに表現する！

〈自医院の本当の良さを知っていますか？〉

セミナーに参加された先生方に「先生の医院の良さは何ですか？」という質問をさせていただくと、

「予約制でしっかりと時間をとって治療をするところかな」

「レーザー治療を取り入れているところかな」

「インフォームド・コンセントを徹底しているところかな」

などなど、いろいろなお答えをいただきます。ただ、このように自医院の良さをすぐに答えられる先生は、残念ながら非常に少ないのが実状です。

ほとんどの先生は、一瞬とまどった顔をされ、すぐに自医院の良さを答えられません。

先生方はいかがですか？　すぐに自医院の良さを答えられるでしょうか？

もし明日、初診で来院された患者さんから、

「こちらの医院の良さは何ですか？」

「駅前の医院と何が違うんですか？」

と聞かれたとしたら、すぐに

「うちの医院の良さは○○です」

「駅前の医院とは○○が違います」

と答えられますか？　もしも、答えられないのであれば、患者さんからの紹介で新たな患者さんを増やすことは非常に難しいでしょう。

なぜでしょうか？　答えは簡単です。

患者さんが同じ質問を、周りの友人や知人から質問されたときに答えられないからです。

たとえば、患者さんの会社の同僚が歯の詰め物がとれてしまい、

友　人「○○（患者さん）、歯の詰め物がとれちゃったんだけど、良い歯医者さん知ってる？」

患者さん「△△歯科医院はいいんじゃないかな」

友　人「その歯科医院のどんなところがいいの？　他の歯科医院と何が違うの？」

患者さん「…………」

このように、患者さんが周りの友人から「聞かれたとき」に、「教えてあげる」ことができない医院のことを患者さんは紹介してくれるでしょうか？　残念ながら紹介はしてくれないでしょう。

先生が答えられない質問に、患者さんが答えてくれるはずがありません。患者さんの医

院ではないからです。患者さんの仕事ではないからです。もっと簡単に答えられるようにしておかないと答えてくれません。つまり、紹介はしてくれません。

そのために重要なのは、先生自身が**「自医院の本当の良さ」**を答えられるようにすることです。

「本当の良さ？」

そうです。「本当の良さです」。皆さんにまた質問です。

「自医院の本当の良さって何でしょうか？」

答えは「患者さんが良いと思っているところです」。

「先生が良いと思っているところではなく、患者さんが良いと思っているところです」

いかがですか、患者さんが良いと思っているところをご存知ですか？

先ほどの「先生の医院の良さは何ですか？」という質問に答えてくれた先生方に、「それは患者さんが良いといっていたんですか？　それとも先生が良いと思っているのですか？」とお聞きすると、ほぼ１００％の先生が「患者さんに聞いたことはありません。自分がそう思っている良いところです」と答えられます。

これでは「本当の良さ」ではないのです。「自分では良いと思っているところでも、もしかしたら患者さんはまったく良いと思っていない」ということが考えられませんか？

患者さんが、周りの友人から聞かれたときに答えたいのは「本当の良さ」なんです。その「本当の良さ」を答えられるようにしておかないと、紹介するのが難しくなってしまいます。

ですから、紹介によってどんどん患者さんを増やすためには「自医院の本当の良さを知って、患者さんが口コミするときの言葉をつくっておいて、先生の医院を周りの友人に、簡単に紹介できるようにしてあげる」ことが大切です。

〈患者さんはどんな言葉で紹介していますか?〉

では、その方法をご紹介します。皆さんの医院でも、新しい患者さんが来院されたときには、「予診表」「問診表」といった用紙に、お名前やご連絡先、現在の症状や既往症などと一緒に、「紹介者」を記入してもらっているのではないでしょうか?

そうすることで、「この患者さんは○○さんからの紹介の方だ」「この患者さんは○○さんのご家族の方だ」と、初対面の新規患者さんの人間関係を把握できたり、その新規患者さんとの最初の会話のときに「Aさんは○○さんからのご紹介ということですが、○○さんはお元気ですか?」などと、その患者さんとの会話を始めるのに役立てたりされていることと思います。

ここでまた皆さんに質問です。皆さんの医院に紹介で来院された患者さんが、

「○○さんからどんな言葉で、先生の医院を紹介されたかをご存知ですか?」

「う～ん知らない」というのが圧倒的でしょう。

「自分の医院を患者さんたちがどんな言葉で紹介してくれているのか、口コミしてくれているのかをご存知ですか？」と、私がこれまで質問させていただいた先生の中で、この質問にお答えいただけた先生はいませんでした。

ほとんどの先生が、紹介で来院された患者さんが、どの患者さんから紹介いただいたかは知っていても、その患者さんから〝どんな言葉〟で紹介されて、来院されたかは知らないのです。

実は、その言葉を知ることが、紹介で患者さんを増やすためにはとても重要なのです。なぜでしょう？　その言葉の中にこそ、患者さんが良いと思っている点、つまり「自医院の本当の良さ」が含まれているからです。

どういうことかというと、患者さんが、歯科医院を周りの友人や家族に紹介するときには「○○歯科医院はいいから行って！」というような紹介の仕方はほとんどしません。患者さんが歯科医院を紹介するときは、前述のように、

友人A「すごく歯が痛いんだけど、いい歯医者さん知らない？」

患者B「知っているよ！　A歯科医院のB先生は治療が上手で、説明もわかりやすいから行ってみれば！」とか、

友人A「詰めものが取れちゃったんだけど、いい歯医者さん知らない？」

患者B「B歯科医院は、ほとんど待たないで、時間どおりに治療をしてくれるから行ってみれば！」

というような会話がされています。患者さんが歯科医院を紹介するときには、その会話の中に「治療が上手で、説明もわかりやすいから」とか、「ほとんど待たないで、時間どおりに治療をしてくれるから」というように、患者さんがその歯科医院をすすめる理由を入れているのです。

お気づきになりましたか？

「A歯科医院は、待たずに治療してくれるから行ってみれば！」

「B歯科医院は、痛くない治療をしてくれるから行ってみれば！」

「C歯科医院の先生やスタッフは、とっても感じが良いから行ってみれば！」

患者さんは、歯科医院を自分の周りの友人や家族にすすめるときには、「あの歯科医院は○○だから行ってみれば」というように、「○○だから」という理由を必ず入れているのです。

そうです！　患者さんたちが紹介するときに必ず入れている、紹介する理由「○○だから」こそ、患者さんが良いと思っている点、つまりそれが「自医院の本当の良さ」なのです。患者さんは、自分が一番良いと思ったことでしか、周りの友人や家族にすすめません。いろいろな言葉を考えてまで、歯科医院を紹介しないのです。つまり、紹介で来院されたのです。

そのためには、日常の診療業務の中で、紹介によって来院された患者さんには、必ず「当院をどのような言葉で紹介されましたか？」と聞くことが必要になります。このことを続けていくと、自医院がどんな言葉で表現されているかの共通点が見えてきます。

「○○だから」「△△だから」「◇◇だから」……というように、「〜だから」という、患者さんが自医院を紹介してくれた理由がどんどん集まってきます。それが患者さんが良いと思っている点、「自医院の本当の良さ」なのです。ですから、以前は「先生の医院の良さは何ですか？」という質問に答えられなかった先生も、今度からは

「当院の良さは○○です」

「当院は、患者様から○○が良いという評判をいただいております」

というように答えることができ、また医院案内のパンフレットにも、ホームページにも記載できるようになります。

「○○が先生の医院の一番の売りですから！　先生の医院の個性ですから！」

また、自分では〝△△だから〟紹介してくれているんだろう！　自医院の良さは△△だと思っていたのに、患者さんは○○が良いと思っていたんだというように、自分と患者さんの意識のズレを発見することもできます。

「最新の設備を整えているところが良さだと思っていたのに、患者さんは私やスタッフの対応や親しみやすさが良いと思っていたんだ！」

「インフォームド・コンセントを徹底しているところが良さだと思っていたのに、滅菌殺菌などの清潔さが、患者さんには良さとして伝わっていたんだ！」

このことを知らないと、患者さんが良いと思っているところを、さらに良くするために時間やお金や人を使うことをしないで、患者さんに良いと感じていただいていない、自分しか良いと思っていないところに、さらに時間やお金や人を使ってしまうことになってしまうのです。

歯科医院経営のためには、前者に時間やお金、そして人を使うことが有効なことは、ご理解いただけたでしょうか。

皆さんの医院は、どんな言葉で多く紹介されているのでしょうか？　自分が思っていたとおりのところが多い医院もあるでしょうし、全然違ったところが多い医院もあると思いますが、現時点で「自医院の本当の良さ」を把握することは、紹介の患者さんを増やすこと以外にも、歯科医院経営にはとても大切なことです。

3 タイミング型紹介患者さん獲得法

〈聞かれたタイミングをキャッチする！〉

信頼できる人からの〝紹介〟や〝口コミ〟によって患者さんを増やすポイントは、「受身型紹介＆口コミ」の特徴である、患者さんは周りの人たちから「聞かれたとき」に歯科医院を紹介するという、そのタイミングをしっかりとチャンスにすることです。

自医院の患者さんが、周りの人たちから、どんなときに「いい歯医者さん知らない？」と聞かれているかご存知ですか？　紹介で来院された患者さんに、「どうされましたか？」と、聞かれていると思いますが、その理由を集めれば、自分の医院がどんなタイミングで紹介されているか、口コミされているかはすぐにわかります。

参考までに、患者さんがどんなタイミングで「いい歯医者さん知らない？」と聞かれているかを、いくつかご紹介します（詳しくは『歯科医院経営』２００３年６月号参照）。

まずは、皆さんの医院の患者さんは、どんなタイミングで周りの人たちから、「いい歯医者さん知らない？」と聞かれているかを知ることが大切です。このような「聞かれたタイミング」で、皆さんの医院を必ず紹介してもらえるかどうかが、紹介でたくさん来院していただけるかどうかの結果の差となって表れます。そのために、これまでに来院された患者さんに、皆さんの医院を忘れられないようにすること、つまり、いつも患者さんの身近にいることができるかどうかが、きわめて重要になってきます。

一般的に歯科医院では、治療中で来院されている患者さんに対しては、数週間～数ヵ月のあいだ、〝自医院の良さ〟〝自医院の存在〟を患者さんに対してPRできますが、治療が終了したら、数ヵ月後にリコールで来院されたときにしか、〝自医院の良さ〟〝自医院の存在〟をPRできませんし、リコールで来院されない患者さんには、また治療で来院されるまで数年間もPRできなくなってしまいます。これでは、患者さんの身近にいることができずに忘れられてしまいます。

人間は身近にあるところから、ものなどを買ってしまう習性がどうしてもあります。患者さんが周りの人たちから「いい歯医者さん知らない？」と聞かれたときに、皆さんの医院より身近な医院があった場合、その習性が働いて、そちらの医院を紹介してしまうケースがでてきてしまいます。ですから、皆さんも一度来院された患者さんの身近にいつもいる状態をつくれるかどうかが、患者さんが周りの人たちから「いい歯医者さん知らない？」と聞かれたときに、確実に紹介してもらうためには必要となります。

当社の「トップ1％歯科医院倶楽部」の会員様の医院では、この厳しいといわれる歯科医院経営環境の中でも、紹介で患者さんをどんどん増やしている歯科医院があります。これらの医院は、来院中の患者さんや治療が終了した患者さんたちと、定期的・継続的にコミュニケーションをとることを大切にし、患者さんの身近にいて〝聞かれたタイミング〟を逃さないようにしています。

そのために実践しているのが、医院から患者さんへの定期的・継続的な情報配信です。

〈医院新聞・医院メルマガで患者さんと継続的なコミュニケーションをはかる！〉

直接会って自医院の存在をＰＲすることができない、毎月電話することもできない、それでも自医院の存在を忘れられないように、そして自医院の良さをＰＲし続けるために、医院新聞・医院メルマガなどを発行して、患者さんに対しての定期的・継続的なコミュニケーションをはかっていくべきです。それは、いつも患者さんの身近にいる状態をつくり、〝聞かれたタイミング〟を逃さないためにも、ぜひ必要なことです。

では、医院ニュースレターなどを発行して継続的なコミュニケーションを実践していただくための〝コツ〟をご紹介します。

第１の〝コツ〟は「**はじめから完璧なものをつくろうと思わないこと**」です。はじめから〝完璧〟な医院新聞や医院メルマガを書こうとすると、〝はじめの一歩〟が出せなくて、結局書けなくなってしまう先生が多いようです。

ですから、「はじめから完璧なものをつくろうと思わないこと」が、医院新聞や医院メルマガを発行する際の〝コツ〟なのです。発行しているうちに、次第に書けるようになってきますので、まずは〝初めの一歩〟を踏み出すことのほうが大切です。

そうはいっても「どんな内容を書いたらいいかわからない」という声が聞こえてきそうです。会員の先生方とも、こんなやりとりをよくします。

私　「○○先生、どんな内容の医院新聞を書いたら、患者さんは喜んでくれると思いますか？」

先生「う～ん、わからない」

私　「そうですか、私もわかりません」

先生「そんな無責任な！」

私　「○○先生の医院の患者さんに聞いたことがないから、どんな内容を喜んでくれるかわからない、とお答えするしかないんです」

先生「あっ！」

そうです！　医院新聞や医院メルマガを発行する際の第2の〝コツ〟は「**どんな内容を書いたらいいかは、患者さんに聞いてみること**」です。いくら「○○」について書けば、患者さんが喜んでくれるだろうと思って書いても、患者さんが「○○」という情報をほしくなければ、役立たない情報になってしまいませんか？

患者さんに聞いてみて、希望が多い情報から書いていけばいいのです。そうすれば、患者さんに喜んでいただく医院新聞や医院メルマガが書けるようになります。

第3の〝コツ〟は「**1人で書こうと思わないこと**」です。これは、患者さんの声を集めてみて、その「希望された情報」を見てみると気づかれると思いますが、患者さんが希望された情報を書くのに適しているのは「先生」だけではありません。

当社が、以前リサーチしたときの「患者さんの希望する情報」の内容を見ると、

「虫歯の予防方法」

「歯の磨き方」

「歯と美容について」……などです。

このような情報を、先生方の医院の患者さんが希望されているとしたら、スタッフの方が書くのに適しているものはないですか？　先生が1人ですべてを書こうとするよりも、患者さんが希望されている情報について、それにふさわしい人、わかりやすく書ける人が院内にいるかもしれません。

先生が、患者さんに対して「医院新聞」を発行しようと思ったら、ぜひ院内ミーティングを開いて、医院新聞発行に、スタッフの皆さんにも参加してもらうことで、

・今月は「虫歯の予防方法」について先生が書く。

・来月は「歯の磨き方」について歯科衛生士のAさんが書く。

といったように役割分担することが可能になります。

4 医院新聞で紹介してくれる理解者・共感者をつくる

私が雑誌への執筆や、自分でメールマガジンを書いていて感じるメリットは、(1)「自分自身の勉強になる」、(2)「表現力・会話力がつく」、(3)「共感者・理解者が集められる」ということです。

この中でも、「信頼できる人からの〝紹介〟や〝口コミ〟によって患者さんを増やす仕組み」をつくって、患者さんからの紹介によって、新しい患者さんを増やすためには、歯科医院の一番の紹介者になってくれる、先生やスタッフの皆さんの理解者・共感者が集められることが、医院新聞や医院メルマガを発行して得られるメリットです。

「プレゼンテーション技術」や「コミュニケーションスキル」の勉強をしたことのない先生やスタッフの方がおられたら、その両方の力をつけるための練習にもなります。

「医院新聞」を発行している医院でも、新卒の歯科衛生士の方にも、一つのコーナーを担当させたら、ブラッシング指導やＰＭＴＣなどの患者さんへの説明の力や知識がすごくついたと、院長がいっていたことからも、その有効性を感じます。

(1)　自分自身の勉強になる

医院新聞や医院メルマガで、患者さんに何か情報を発信するためには、常に自分自身が情報を吸収していないと発信できないので、本を読んだり、セミナーに出たりと、勉強が必要になり、患者さん以上に勉強になるということです。よく、人に教えることが一番勉強になるといわれますが、まさにそのとおりです。ですから、スタッフが

「ホワイトニングについて」

「ＰＭＴＣって？」

「スタッフのオススメ！　今月の歯磨き剤」

について書こうと思ったら、それらに関して本などで勉強する必要があります。つまり、書こうとすること自体が自分の勉強になりますし、新しいことを患者さんに書こうと思う意識があると、いろいろなことに関心を持つようになり、これまではまったく気づかなかったことにも、気づけるようになってきます。これは、先生にも同じことがいえます。

(2)　表現力・会話力がつく

自分が思っていることを、相手に伝える、理解してもらうには、文章で伝えるのも、口で伝えるのも同じで、表現方法や言葉づかいなどの練習が必要です。医院新聞などに文章を書くことによって、その練習ができ、〝相手に伝える〟〝説明する〟〝理解してもらう〟

力がついてきます。

「患者さんに喜んでもらうには……」

「患者さんの心に残る文章を書くには……」

「大切なことを患者さんに理解してもらうには……」……など

医院新聞やメルマガを書くときに、患者さんのことを考えて書くようになります。これを繰り返していると、ユニットに座っている患者さんに、直接何かを伝えるときにも同じような気持ち、同じような表現方法ができるようになってきます。その結果、ある会員の先生と医院のスタッフは「専門用語を使わないようになった」といっていました。

これは、大切なことを患者さんにしっかりと伝えるためには、非常に重要です。

また、「医院新聞」や「医院メルマガ」を書くときに大切なことは、「話し言葉で書く」ということです。患者さんに話しかける、患者さんと会話をしているイメージで文章を書いていくことで、実際に患者さんと会話をするときの力がついていきます。そうした文章は、読んでいる患者さんも、先生やスタッフの方々と会話をしている印象を受け、親近感をもっていただけるようになります。

これは、私がセミナーに参加された先生から、「初対面のような感じがしませんね」とよくいわれることからも、間違いないことです。それは、私が連載している『歯科医院経営』の文章を、実際に会話をしているイメージで書いているので、そのように感じていただけるのでしょう。ですから、先生やスタッフの方が文章を書くときも、「会話をしているように書く」ことがポイントになります。

では、会話をしているイメージで書くにはどうするかといいますと、「どなたか特定の患者さんをイメージして、その方と会話している、その方宛てに手紙やメールを書いているつもりで書く」ことです。こうして患者さんのメールアドレスが集まってきたら、医院メルマガとして発行することで、「患者さんとの双方向のコミュニケーション」がはかれるようになって、患者さんからの反応が返ってきやすくなります。

読者の患者さんから「返信」が返ってくるようになると、実際に患者さんからの感想や要望に答えるかたちで、次号の医院メルマガ発行をしていくことで、さらに患者さんとのコミュニケーションがはかれるようになってきます。

(3)　共感者・理解者が集められる

「医院新聞」や「医院メルマガ」で、医院から患者さんに情報を発信し続けると得られるメリットがあります。それがこの「共感者・理解者が集められる」ということです。

先生やスタッフの方が、患者さんに喜んでもらう情報、患者さんに役に立つ情報を発信し続けることで、先生やスタッフ、そして医院の「理解者」「共感者」が増えてきます。

つまり、皆さんの歯科医院を周りの人たちに、一番紹介してくれる「ファン」を集められるようになります。

「先生がどんな歯科医療に、どんな気持ちで取り組んでいるか」

「先生の医院の患者さんへの考え方はどうか」

「先生がなんで歯科医師になったのか」

「スタッフがなんで歯科医療に関わろうと思ったのか」

などを、医院の皆さんが、これまで患者さんに直接伝えたことはありましたか？　ほとんどいらっしゃらないのではないかと思います。

「時間もない、機会もない」ということは、先生たちがどんな考えをもって自分たちに治療をしてくれているのかを、患者さんも感じることのできる機会が少なかったということです。それでは「理解者」「共感者」「ファン」をつくることは難しいでしょう。

先生やスタッフの方々が、患者さんに紙面やメールを通してでも、直接語りかけることで、その考え方・気持ちに共感してくれる、理解してくれる患者さんを集められるようになります。ですから、先ほどお伝えしたように、「会話調で書く」ことが大切なのです。

といって、すべての患者さんを理解者・ファンにすることはどんな方法をとっても、人それぞれの価値観・考え方があるので無理ですし、そうする必要もありません。しかし、先生の医院のよき理解者・ファンの患者さんを、1人でも多くつくることができれば、紹介や自費診療率アップなどへの効果は大きいはずです。

5 簡単に紹介できるようにツールを用意する

確実に患者さんから、他の患者さんを紹介していただいている歯科医院の取り組みを紹介しましょう。前述のように、患者さんには周りの人たちから、

「いい歯医者さん知らない？」

と聞かれたときに、簡単に紹介できるようにしてあげると、紹介してくれるようになります。そのためには、言葉だけより、〝ツール〟を用意すると効果的です。

患者さんの紹介によって新しい患者さん増を考えている医院では、紹介しやすくなるいくつもの〝ツール〟を用意しています。

(1) ホームページ
(2) 医院紹介カード
(3) イベント
(4) 医院パンフレット
(5) 医院新聞
(6) 医院メルマガ

これらすべてが、患者さんからの紹介を増やすのに役立っているものです。この中から、「ホームページ」「医院紹介カード」「イベント」を、どのように活用しているかをご紹介します。

(1) ホームページ作成のポイント

紹介によって新規患者さんを増やすために、ホームページを活用している医院では、医院紹介カードや医院新聞に、ホームページアドレスを印刷しておき、患者さんの周りの人で、歯科医院を探している人がいたときに、口でいろいろと説明しなくてもいいように、

「私が行っていた歯科医院はいいと思うよ。ホームページがあるからまず見てごらん。良かったら行ってみれば……」

といってもらうだけで、紹介できるようにしてあります。

「ホームページ見てみれば!」

というだけで簡単に紹介できるので、紹介するのが面倒くさい、どのように歯科医院を紹介していいかわからないということが壁になっている患者さんも、簡単に紹介できるようになります。

この医院は、毎月、新患の半数以上がホームページを見て来院されていますが、そのほとんどが、自分で検索してホームページを見たのではなく、患者さんからその医院のホー

ムページを紹介されて、見てから来院した患者さんです。

患者さんが、周りの人に紹介するために、ホームページというツールを活用しているのです。つまり、患者さんの周りの人たちは、とりあえずホームページで、どんな歯科医院かを確認するために見て、そして来院しているのです。

そこで大事になってくるのが、これから歯科医院に行こうとしている人が確認のためにホームページを見たときに、行ってみたいと思ってもらえるようなホームページであることです。

とくに、紹介の患者さんを増やすために使うホームページをつくる際には、気をつけたほうがよいところがあります。当社の会員の先生がホームページをつくるときに、気をつけていただいたことを紹介しますので、新たにホームページをつくる先生は、ぜひ参考にしてください（詳しくは96ページ参照）。

紹介で患者さんを増やすためのホームページは、どんなところを気をつけるべきか、ずばりいいますと、次の点です。

「人気（ひとけ）」が感じられるホームページかどうかということです。

患者さんが「私が行っていた歯科医院はいいと思うよ。ホームページがあるから、まず見てごらん。良かったら行ってみれば……」と、周りの人にホームページを紹介したときに、そのホームページを見て、人気（ひとけ）が感じられなければ、その人はその医院の何が良いのか、自分にとって良いのかが判断できないことになってしまうからです。

これは、前も述べたように、歯科医療は、歯科医院という〝モノ〟が提供するものではなくて、歯科医院という場所で、歯科医師やスタッフという〝ヒト〟が提供するものです。患者さんたちは「どこの歯科医院で治療してもらおうかなぁ?」と思ったときに、歯科医院という〝モノ〟だけで選んでいるわけではありません。必ず「先生方やスタッフ」という〝ヒト〟が、選ぶ大きな要素になっているのです。

ですから、とくに紹介で患者さんを増やすツールとして、ホームページを活用するときには「院長やスタッフの方々が載っているかどうか?」、つまり「医院で働いている人の顔が見えるかどうか?」「人の姿が見えるかどうか?」が重要になりますので、気をつけてください。

(2) 医院紹介カードの上手な使い方

医院紹介カードは、名刺サイズのカードに、医院の住所・電話番号・診療時間・休診日・地図などが入っているもので、いろいろなお店などにも置いてあるショップカードのようなものです。

この医院紹介カードを患者さんが持っていることで、周りの方から「良い歯医者さん知らない?」と聞かれたときに、そのカードを見せながら、「ここ、私の行っている歯科医院だけど、すごくていねいに診てくれるよ」といえるので、紹介が苦手なタイプの患者さんでも、歯科医院名もいわずに、簡単に紹介できるようになります。

ただし、この医院紹介カードを使って、患者さんからの紹介を増やすためには、使い方にポイントがあります。それは、渡し方と渡す人です。医院紹介カードを、ただ受付に置いているだけの医院が多いのですが、〝紹介〟という行動に確実に結びつけるためには、院長が患者さんに直接渡すのが効果的です。

今日で治療が終わりの患者さんや、人間関係ができたと感じる患者さんに、ユニットのところで、院長の言葉を添えて渡すと効果的です。

「えっ！　患者さんに紹介をお願いするの！」

「いいえ、お願いしてはダメです！　逆効果です」

「先生なのですから、お願いしてはダメです！」

では、どういう言葉を添えるのかというと

「○○さん、治療お疲れさまでした……（中略）……○○さんの周りで歯のことで悩んでいる方、困っている方がいらっしゃったら、このカードを差し上げてください。○○さんからのご紹介であれば、しっかりと治療させていただきますから」

これだけです。これだけで患者さんが患者さんを紹介してくれるようになります。なぜかというと、「人は、自分の自慢話になるタイミングで周りの人に紹介や口コミをする」

からです。

「私の紹介なら、しっかり治療してくれるから、これ持っていくといいよ」

「私の紹介なら、ここの先生は良くしてくれるから、これ持っていくといいよ」

といえる「自慢話」にしてあげるのです。

「**私の紹介なら、良くしてくれる**」という気持ちで、皆さんの医院を周りの友人たちに紹介させてあげればいいのです。


これだけで、紹介していただける数が全然違ってきます。

そして、もう一つ大切になってくるのは〝医院紹介カード〟自体です。

先ほどのホームページのポイントでも述べたように、患者さんから紹介されて、これから皆さんの医院に行く人は「どんな先生なのかな?」という不安を、必ずお持ちになります。ですから、ホームページ同様に、医院紹介カードも〝人気（ひとけ）〟が感じられるカードのほうがよいでしょう。

具体的には、文字データだけではなく、先生の似顔絵が入っていて、院長先生がどんな感じの人かうかがえることができるものにすべきです。

似顔絵を入れた私の名刺を参考に紹介させていただきますが、これを見ていただくと、「こんな髪型しているんだ」とか「汗っかきなんだな」とかを、読者の皆さんも感じていただけるのではないでしょうか。医院紹介カードやホームページについても同様です。

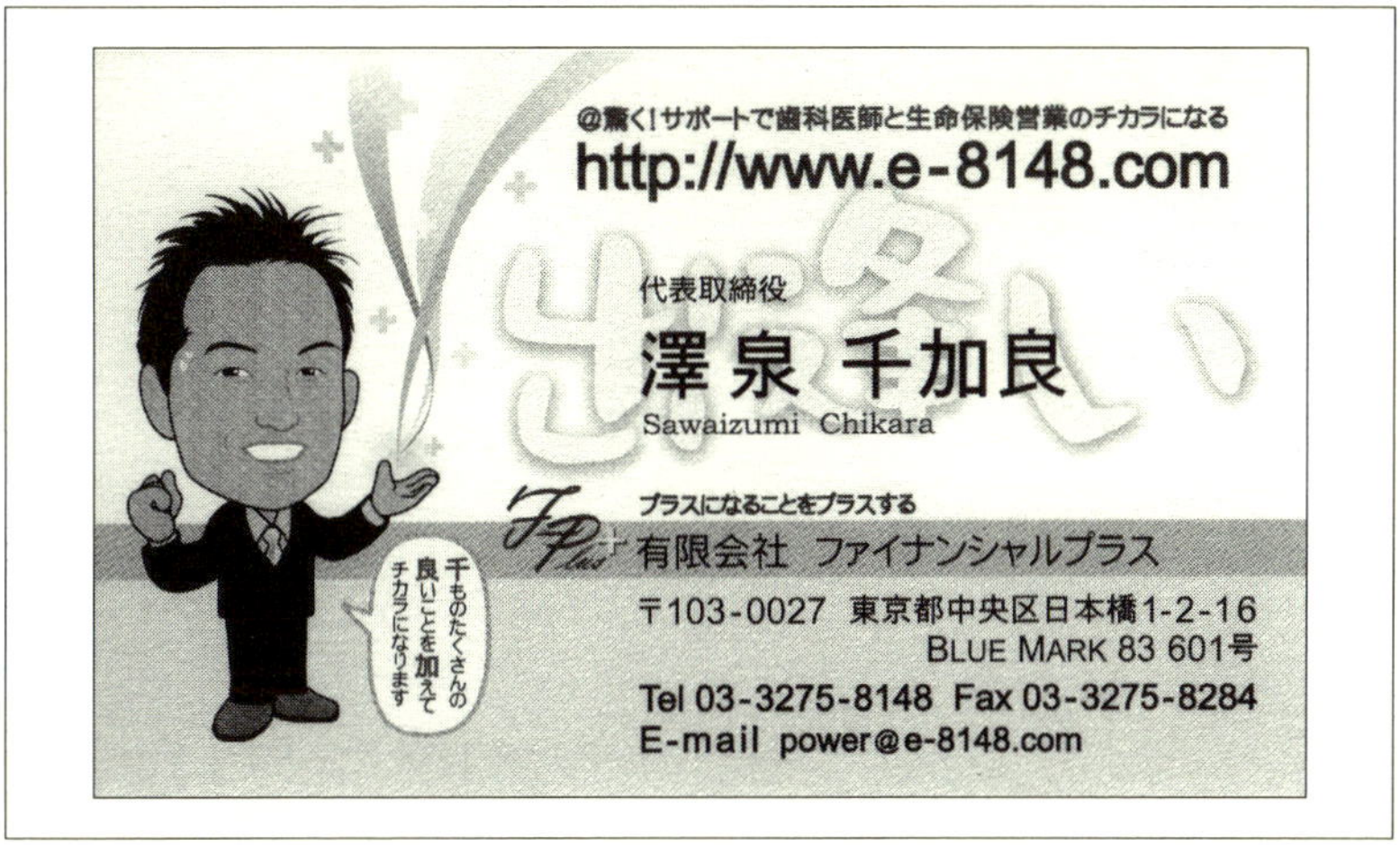

当社の会員の先生も、この私の名刺を参考にして、同じような似顔絵入りの医院紹介カードを作成されましたが、患者さんからの評判はとてもよいとのことです。

患者さんが、周りの人に「医院紹介カード」を渡しながら紹介したときに、患者さんとその人との会話がふくらむもの、そして人気（ひとけ）が感じられて、不安を取り除いてあげられるような医院紹介カードが望ましいでしょう。

(3) イベントを活用するときのポイント

イベント活用のポイントは〝歯〟に関するものはもちろんですが、患者さんからの紹介を増やすには、患者さんが紹介しやすいように幅を広げることも大切になってきます。

そこで、まったく〝歯〟とは関係ないものを開催して、まずは歯科医院と接点を持ってもらう取り組みも必要になってきます。

なぜ、イベントがいいかというと、患者さんが「私が行っている歯科医院で、○○教室をやるみたいだけど、一緒に行ってみない？」と、気軽に誘ったり、紹介したりしやすくするためです。

つまり、人を紹介するのが苦手な人も、イベントなら紹介できる人が多い、イベントのほうが他にも人がいるので、紹介しやすいからです。

では、どんなイベントを実践しているかをご紹介すると、

「毎月8の日は無料定期検診日」
「子供のための英会話教室」
「フラワーアレンジメント教室」
「乳児の歯磨き教室」
「笑顔づくり教室」
「予防&ブラッシング教室」

……などです。

地域や対象とされている患者さん層によって、いろいろなイベントが実践されています。告知方法は、案内チラシをつくって院内で配布したり、発行している医院新聞で毎回、告知しています。つまり、これらのイベントには、まったく新しい方だけが参加するのでは

なく、これまでの患者さんか、その患者さんからの紹介で来られる方が多いのです。

患者さんも、このようなイベントがあれば、気軽に周りに紹介でき、一緒に参加されています。

お子様連れの主婦が多い医院では「子供のための英会話教室」「フラワーアレンジメント教室」の二つのイベントを毎月実施することで、歯科医院にきてもらいたい層の患者さんとの接点を毎月増やしています。

皆さんも自医院に来てほしい患者さんにあったイベントを定期的に開催することで、これからの患者さんを開拓することもできますし、患者さんのフォローを兼ねて、周りの方を紹介していただく簡単なキッカケづくりに活用できます。

皆さんの医院でも、歯科医院に予防処置や治療ですぐに来院してほしい場合には、歯や口に関する啓蒙ができる内容を、これからの潜在患者数を広げておきたい医院では、それ以外のイベントを開催し続ければよいでしょう。

いかがでしたか？

患者さんからの紹介を増やすには、その方々が患者さんを紹介するという行為そのものを、簡単にしてあげることがポイントなのです。ご紹介したような〝ツール〟を渡す、見せるなどだけで紹介が済むようにしてみてください。

6 患者さんの側に先生の分身を置く

〈"新患100人／月、レセプト600枚／月の原動力"〉

皆さんの医院では、毎日来院される患者さんに対して、毎回何かを渡して持ち帰ってもらっているものはありますか？

たとえば「医院新聞（ニュースレター）」「定期検診日のご案内」「イベント案内」「医院紹介カード」……などです。

また、

「フッ素塗布しました」

「シーラントしました」

「抜歯後の注意」

「義歯の取り扱いについて」

「歯の磨き方」

「麻酔後の注意」

「ホワイトニング後のケア」

「矯正治療中の注意事項」

……など。

さらに「領収書」もあります。

このようなものを、受付の方から、あるいは院長・スタッフから、患者さんにお渡ししているでしょうか？

「いいえ、とくに渡していません」という先生には、ぜひ実践されることをオススメします。

冒頭で〝新患100人／月、レセプト600枚／月の原動力〟というのは、東京都内で開業する歯科医院の話です。患者さんは、子供と一緒に来院するお母さんが主です。

この医院では、患者さんに、今日行った治療について注意してほしいことがある場合には、口頭で伝えるだけではなくて、

「抜歯後の注意」

「歯の神経を切る治療をしました」

「フッ素を塗布しました」

「シーラントをしました」

「ＰＭＴＣ処置を行いました」

「治療のために麻酔をしました」

というような案内シートを渡すようにしています。

家計を管理しているお母さんも一緒に来院されているので、もちろん領収書の発行も欠かさず行っています。そのおかげで、現在、紹介によって来院される患者さんの多くが、

「うちの子供が通っていた○○医院は、毎回こんな案内もくれるし、安心だからいいわよ！」

という、お母さんたちによる紹介で来院しているそうです。毎回渡している案内シートは、患者さんが、この医院を友達に紹介するときのツールにも使われているのです。

同様の効果を、医院新聞やニュースレターなどであげている医院では、この医院のような毎回の治療の注意事項などを、新たに作成して、患者さんに渡すようにすれば、さらにいいでしょう。

また、この医院と同じような毎回の注意事項を作成して渡している医院では、今度は、医院新聞やニュースレターを作成して、患者さんに渡すことを始めてみてください。相乗効果が高まります。

その結果、さらに患者さんの周りの方々が、医院新聞やニュースレターを目にしたり、読んだりする機会が増えますので、今よりもっと、ツールをキッカケに来院する患者さんが増えるようになります。

7 患者さん同士の信頼のつながり〝紹介地図〟を描く

「この患者さんに出会えたのは、どなたのおかげですか？」
「そのキッカケを創ってくれた患者さんを忘れていませんか？」
「そのキッカケを創ってくれた患者さんに、いつも感謝していますか？」

開院して年月が経てば経つほど、これまでに来院した患者さんの紹介で来院する患者さんが増えてくるのが普通です。

ただ、ともすると、目の前の患者さんの予診票の紹介者欄の名前を見て、

「この患者さんは、○○さんからの紹介か！　○○さん紹介していただきありがとうございます」

と、心の中で自然に感謝できたとしても、目の前の患者さんを紹介していただいた患者さん、さらにその患者さんを紹介いただいた患者さんへの感謝の気持ち、感謝する習慣は、開院して年月が経ち、どんどん多くの紹介患者さんに来院していただけるようになってくると、意識をしていないと忘れていってしまいます。

ですから、紹介によって来院する患者さんを確実に増やしていくためには、常に紹介で

来院された患者さんに対応するとき、

「この患者さんに出会えたのは、どなたのお蔭ですか？」

「そのキッカケを創ってくれた患者さんを忘れていませんか？」

「そのキッカケを創ってくれた患者さんに、いつも感謝していますか？」

ということを考え、これらの出会いのキッカケをつくってくれた、患者さんたちのことを思い出して、感謝する気持ち・習慣が大切になってきます。

皆さんはいかがでしょうか？

「覚えていますか？」

「感謝していますか？」

私がお手伝いしている一般歯科・矯正歯科の先生から、患者さんの紹介で新しい患者さんを増やしたいという依頼をされたとき、このことを意識して徹底してもらいました。その結果として、確実に先生自身に変化が現われ、紹介による患者さんの数が増えていきました。

では、どうして

「この患者さんに出会えたのは、どなたのお蔭ですか？」

「そのキッカケを創ってくれた患者さんを忘れていませんか？」

「そのキッカケを創ってくれた患者さんに、いつも感謝していますか？」

と意識すると、先生に変化が現れ、結果的に紹介による患者さんが増えていくのでしょうか？　実は、

「今、この患者さんが来院してくれているのは、この患者さんを紹介してくれた○○さんや、○○さんを紹介してくれた△△さんのお蔭なんだ！」

と、目の前にいる患者さんに出会うキッカケになった患者さんたちのことを、常に思い出して、感謝する習慣をつけていくと、

「その患者さんたちの信頼や期待に応えるのは、目の前にいる患者さんに満足していただくことだ！」

「その患者さんたちの信頼関係を壊さないようにするには、目の前にいる患者さんに満足していただくことなんだ！」

という気持ちになれるので、ふだん以上に、目の前の患者さんに集中して治療やコミュニケーションが、自然と一生懸命にできるようになります。

これは〝自分のために頑張る〟という意識の持ち方より、〝大切な人のために頑張る〟という意識の持ち方のほうが力を発揮できるという、人間の特性によるものです。

〝子供のために〟

〝愛する人のために〟

〝両親のために〟

〝従業員のために〟

〝恵まれない人たちのために〟……などなど

皆さんも、ふだん以上の力を発揮したことはありませんか？

ふだん以上の力を発揮した人の話を聞いたことありませんか？

ですから、こうしたことを意識して、目の前の患者さんに接するようになると、ふだん以上の対応ができるようになります。もちろん皆さんは、普段から、しっかりと対応されていると思いますし、目の前の患者さんを紹介していただいた患者さんの信頼や期待に応えるという意識で、対応されてはおられると思いますので、それ以上の対応にということですが……。

そうすると、意識して対応していないときに比べて、紹介によって来院された患者さんの満足度が上がり、また別の患者さんを紹介してくれるようになります。

このように紹介によって来院された患者さんに対応するとき、常に

「今、この患者さんが来院してくれているのは、この患者さんを紹介してくれた○○さんや、○○さんを紹介してくれた△△さんのお蔭なんだ！」

という気持ちで対応するためには〝患者さんのつながりをイメージする〟ことが、とても重要になります。もちろん、頭の中で過去の記憶をたどって思い出しながら、イメージすることもできるかもしれませんが、それよりも簡単に、そして確実に〝患者さんのつなが

りをイメージする〟ことができる方法があります。

それが**「紹介地図を書く」**という方法です。

ここで、皆さんに質問です！

「歯科医院を開院してからこれまでに、どれくらいの数の患者さんに、皆さんの医院を紹介していただいていますか？」

「歯科医院を開院した当初の患者さんから、今、紹介によって来院されている患者さんまで、どんなふうにつながってきているか知っていますか？　確認したことってありますか？」

「患者さんを紹介してくれた患者さんたちそれぞれが、皆さんの医院をどのような言葉で紹介してくれているかをご存知ですか？」

私がこれまでに接点をもった歯科医師の中には、この質問に答えられた方はほとんどおられなかったのですが、皆さんはどうですか？

この三つの質問は、紹介による患者さんを計画的に増やしていくために、ぜひとも必要になってくるものです。しかし、これらを忙しい皆さんの頭の中でずっと覚えておくことは不可能ではないでしょうか？　この三つのことを覚えておいて、イメージするために役に立つのが、「紹介地図」です。

紹介地図とは「家系図」のように、昔から今までの、紹介によって来院された患者さんのつながりを書いたものです。この「紹介地図」があれば、患者さんが、どんなふうにつながってきたのか、どの患者さんが誰を紹介してくれたのか、患者さんがどんな言葉で自医院を紹介してくれているかを確認することができます。少し面倒くさい作業ですが、皆さんも一度「紹介地図」をつくってみてください。

その「紹介地図」を見ると、

「佐藤さんは、田中さんと鈴木さんと伊藤さんを紹介していただいたんだ」

「田中さんは、木村さんを紹介していただいているけど、鈴木さんと伊藤さんは患者さんを紹介していただいていないなあ、満足していただけなかったのかな？」

「佐藤さんは、うちの医院のことを、先生もスタッフも、とっても感じの良い医院と紹介していただいているんだ」

「木村さんも、田中さんから、うちの医院のことを、先生もスタッフもとっても感じの良い医院と紹介されたみたいだから、田中さんは、私たちの対応には満足していただけたのかもしれない……」

「そういえば、田中さんには、三人も患者さんを紹介していただいたということは、田中さんは周りからの人望がある人なんだ！」

など、患者さんのつながりや、患者さんのことをしっかりと思い出すこと、イメージすることができるようになります。

ですから、この「紹介地図」をつくっておいて、患者さんからの紹介によって、患者さんが来院されたときに、紹介地図さえ見れば、

「今、この患者さんが来院してくれているのは、この患者さんを紹介してくれた○○さんや、○○さんのことを紹介してくれた△△さんのお蔭なんだ！」

と、すぐに〝患者さんのつながりをイメージする〟ことができて、目の前の患者さんに集中して対応することができるようになります。

また、この「紹介地図」は〝患者さんのつながりをイメージする〟ことだけではなく、紹介による患者さんを積極的に増やす取り組みを実践していくためにも役に立ちます。

「加藤さんは、歯の治療で来院されたときは、患者さんを紹介していただいていなかったけど、ＰＭＴＣを受けた後は、内藤さんや太田さんにＰＭＴＣをすすめてくれて紹介していただいたんだ。患者さんを紹介していただいていない患者さんにも、ＰＭＴＣやホワイトニングなどの、治療以外のことを受けていただく努力をすれば、加藤さんと同じように患者さんを紹介していただけるようになるかもしれないな！」

など、紹介患者さんを増やすための方法を考える元にもなりますので、患者さん一人ひとりとの出会いを大切にするためにも、ぜひつくってみてください。

8 モニター患者さんが口コミを広げてくれる

モニター患者さんの〝モニター〟には、二つの意味があります。

一つは〝体験〟するという意味です。つまり、歯科医院で提供するさまざまな**医療サービスやデンタルグッズなどを体験**してもらう、患者さんの役割を担ってもらいます。

もう一つは〝チェックする人〟〝アドバイザー〟という意味です。皆さんの歯科医院を患者さんという第三者の立場でチェックしていただき、患者さんに満足していただける歯科医院をつくっていくためのさまざまなアドバイスを、患者さんの立場からしていただく役割を担ってもらいます。

モニター患者さんには、この二つのことを通して、「患者さんの声を活かした、患者さんが満足してくれる医院づくり」と「紹介患者さんを増やすこと」をお手伝いいただくことになります。

では、どんな患者さんに、モニター患者さんになってもらうのがいいかというと、「歯科医院や先生・スタッフのファンの患者さん」です。

「皆さんは、どの患者さんが、医院や先生・スタッフのファンになっていただているかわかりますか？」と質問させていただくと、「どの患者さんがファンか、はっきりはわからない」という先生が多いと思います。

現実には、どの患者さんがファンかを、正確に把握することは難しいと思います。このモニター患者さん制度を実践されている会員様の医院では、いくつかのモノサシで〝この患者さんは、医院や自分たちのファンかな〟と判断して、モニター患者さんになっていただく患者さんを見つけています。

ここでまた、皆さんに質問です！

「次の三つのタイプの患者さんの中で、どのタイプの患者さんが一番医院のファンだと思われますか？」

①治療が終わった後も、定期的に検診やクリーニング、また別の箇所が悪くなったときに来院されている患者さん

②治療が終わった後、自分は来院しないけど、自分の周りの人たちに、医院を紹介してくれている患者さん

③自分も検診・クリーニング・治療などで、定期的に再来院して、さらに、自分の周りの人たちに、医院を紹介してくれている患者さん

いかがですか？　答えは、③のタイプの患者さんです。その理由は、皆さんもおわかり

だと思いますが、

☆…普通、満足していない医院や先生のところへは再度来院しない。再来院するということは、医院や先生たちに満足している可能性が高い

☆…自分の大切な友人知人に、医院を紹介してくれている。このことは、皆さんもお考えいただければわかると思いますが、自分が良いと思って商品を購入したり、お店に行ったりすることと、それを自分の周りの大切な人たちに紹介するのとでは、その商品やお店への満足度や信頼度が違いませんか？　つまり、自分が来院するだけでなく、周りに紹介までしてくれるので、医院や先生たちに満足していただいている可能性が高い

という理由で、③のタイプの患者さんを選んで、モニター患者さんになっていただいています。

モニター患者さんは、もともと自分が治療で来院した後に、自医院を周りの友人知人に紹介してくれたことがある患者さんたちですので、その患者さんに、これまで体験したことがない（通常治療以外）クリーニング・PMTC・ホワイトニングなどを体験（モニター）して、体験談を書いていただくとともに、そのサービスを、また自分の周りの友人知人に紹介していただいています。

モニター患者さんに、友人知人を紹介してくれた患者さんを選んだのには、自医院のファンかどうかを判断する以外に理由があります。

その理由は、人間は、自分が体験したことしか、自分の周りに紹介しない・紹介できないという、紹介の原理原則があるからです。

治療を受けた体験しかない患者さんは、治療のことでしか、ホワイトニングの体験しかない患者さんは、ホワイトニングのことでしか、自分の周りに紹介しにくいのです。ですから、あえて紹介してくれたことがある患者さんに、その患者さんが体験したことのないサービスやデンタルグッズを体験（モニター）していただくことで、新たに自医院を周りの友人知人に紹介してくれる機会が増え、その患者さんの紹介によって来院する患者さんが増えます。

もちろん、体験談も書いていただいていますので、医院新聞や待合室の掲示で、サービスやデンタルグッズの提供促進に役立っています。

患者さんの満足度をさらに高めていくためにも、紹介の患者さんを増やすためにも、大いに効果をあげている「モニター患者さん制度」をぜひ実践してみてください。

9 「特別扱い」という期待に応える

「患者さんからの紹介で、患者さんを増やし続ける」ために大切なことがもう一つあります。それは、紹介で来院された患者さんは、当たり前のレベルが高いので、対応に気をつけないとマイナスのイメージをもたれやすくなること。他の患者さんに満足していただいている対応でも、紹介で来院された患者さんにとっては当たり前のレベルで、他の患者さんへの対応と同じことをしていると、マイナスイメージになってしまうのです。

それは、紹介で来院された患者さんは「特別扱いしてくれる」と期待しているからです。皆さんも、友人に紹介されてお店に買い物に行く、レストランで食事をするときなどには、「何か特別扱いしてくれる」と期待しませんか？　紹介で来院された患者さんにも同じことがいえるのです。

ですから、紹介で来た患者さんは、そういう気持ちになっていることを十分に把握して対応しないと、満足度が下がってしまい、その患者さんから、患者さんを紹介していただくことができなくなるので、紹介の患者さんを増やし続けることができなくなってしまいます。

第6章

クレームを生まない、患者さんとの信頼関係を築きあげるフォローの仕組み

1 患者さんの声を聴いていることを表現して伝える患者さんフォロー方法

――〝昨年、過去10年間で最高に！　医療裁判　歯科の増加傾向続く〟

医療ミスをめぐる裁判で、昨年、全国の裁判所に新たに訴えが起こされたのは、医療全体で過去最多の987件に上り、10年前の約2倍近くに増加していることがわかった。

歯科の医療裁判も近年増加傾向にあり、1999年43件、2000年39件、2001年49件、2002年60件

と、推移している――という医療裁判に関する記事が新聞に載っていました。

このように、医療裁判が増加している背景には、ドクハラ問題もそうですが、法律を取り扱ったテレビ番組の視聴率の高さも関係しているのではないかと思います。

〝法律〟や〝裁判〟という話題は、人びとにとって非常に関心の高いテーマであり、欧米と同じように、日本人にとっても身近な問題になってきているのは、皆さんもお感じだと思いますし、これからもその流れは止まらないでしょう。

個々の医療裁判がなぜ起こったのか、本当の理由はわかりませんが、その原因のひとつ

には、歯科医院と患者さんとの信頼関係が、しっかりとできていなかったことが考えられます。ですから、医療裁判はもちろん、患者さんからのクレームによる医院経営のリスクを減らすためにも、患者さんのフォロー体制をつくり、患者さんとしっかり信頼関係を築き、維持していくことが、これからの歯科医院経営には、ますます重要になってくることでしょう。

(1) 〝ちょっとしたこと〟〝小さなこと〟にこだわる

ここでは、私がお手伝いしている歯科医院で取り組んでいる「クレームを防ぎ、ファンを広げる、患者さんフォロー術！」についてお話しします。患者さんのフォロー体制づくりのポイントは〝ちょっとしたこと〟〝小さなこと〟にこだわることです。

激増している医療裁判の中で、患者さんが「訴えてやる」と思った原因は、患者さんからのクレームに対する、先生やスタッフの〝口調〟や〝ほんの些細なこと〟〝ちょっとしたこと〟が原因だと考えられる場合も多いようです。

そう考えると、患者さんとの信頼関係を築くのも、信頼関係が崩れるのも、〝小さなこと〟〝ほんのちょっとしたこと〟を大切にするかどうかにあると思います。

ここでは「患者さんの声を聴くこと」という、一つのことを大切にした、患者さんのフォロー体制づくりについてお伝えしていきます。〝クレームを防ぎ、ファンを広げる、患者さんフォロー術！〞で、一番大切なことは「患者さんとの信頼関係」をつくり、強固にすることです。

ドクハラについても同じことがいえるのですが、患者さんとの信頼関係がしっかりとできているか、できていないかで、同じことでも、患者さんがドクハラと感じるか、感じないかが違ってきます。ですから、患者さんの不満やクレームを減らすことも、この信頼関係が築けるか築けないかで、大きな差が出てきます。

患者さんとの信頼関係を築くためのポイントは「患者さんに、自分が先生やスタッフ、つまり歯科医院から大切にされていると感じてもらうこと」ではないでしょうか。

皆さんも、自分のことを大切にしてくれていると感じられる人や会社のことを信頼しませんか？　逆に、自分を粗末に扱った人や会社を信頼しますか？

患者さんも、自分が先生やスタッフから、つまり歯科医院から大切にされていると感じると、その歯科医院を信頼するようになるのです。逆に、粗末に扱われていると感じれば不満を感じるのです。

では、患者さんはどんなときに〝自分は大切にされている〞と感じるのでしょうか？

それは、歯科医院のたくさんの患者さんの中で、

「自分のことを覚えていてくれたと感じたとき」

「自分のことを知ってくれていると感じたとき」

つまり、その他大勢としてではなく、一人の人間、〝個〟として見てくれていると感じたときです。ですから、患者さん自身が、大切にされていると感じてもらうためには、患者さんのことを覚えている、患者さんのことを知っていることが必要になります。そのために必要なことが、〝患者さんの声を聴くこと〟です。

患者さんに、自分は大切にされていると感じていただくことで、信頼関係をつくるのです。その関係を強固にし続けるための患者さんのフォロー体制とは、

・患者さんの声を〝聴いていること〟
・患者さんの声を〝聴き続けていること〟

を患者さんに表現することです。

次に、私がお手伝いしている歯科医院で取り組んでいる
・患者さんの声を〝聴いていること〟
・患者さんの声を〝聴き続けていること〟

を患者さんに表現し、患者さんフォローのために実践している、とても簡単で、すぐに実践できることを、いくつかご紹介しましょう。

(2)「会話カルテ」をつくり、十分な会話時間をとる

開業間もない比較的患者数が少ない時期にはできるのですが、患者数が増えてくると、

どの医院でも、なかなかできなくなってしまうことがあります。それは、とても当たり前のことなのですが、「一人ひとりの患者さんへのしっかりとした対応」です。

患者数が増えてくると、「十分な治療時間」と「十分な会話時間」が確保できなくなってしまいます。

患者数が少ない時期は、1回当たりの治療時間を長くとることができるので、治療期間が短いのですが、患者数が増えてきて、1回当たりの治療時間が短くなり、週に1回しか来院できないような状況になってくると、どうしても治療期間が長くなってきてしまいます。患者さんの中には「いったい、いつになったら終わるんだろう?」と不満に思う人が必ずでてきます。

この医院も、1日に50人以上の患者さんが来院されていますので、1回当たりの治療時間を短くせざるを得ません。そこで、この医院では「いったい、いつになったら終わるんだろう?」という不満をもつ患者さんを少なくするために、完治までのおおよその通院回数と終了時期を、患者さんに必ずお話ししています。

ちょっとしたことですが、忘れがちな患者さんとのコミュニケーションです。

もうひとつ「十分な会話時間」が持てなくなると、〝その患者さんがどんな人なのか〟を把握できなくなり、〝患者さんとどんな会話をしたか〟も覚えていられなくなります。

「十分な会話時間」がなくなると、患者さんの中に、「話を聞いてくれない」「前に話したのに、同じことをまた聞かれた」「私のことを大切にしてくれていない」「私のことをわかってくれていない」という不満を持つ方が増えてきてしまいます。

逆に、患者さんが増えて、「十分な会話時間」がないにもかかわらず、〝患者さんとどんな話をしたかを覚えている〟と、こんなに混んでいて、自分以外にもたくさんの患者さんがいるのに、「話を聞いてくれている」「私のことを大切にしてくれている」「私のことをわかってくれている」と、患者さんは先生を信頼してくれます。

この医院では、毎日たくさんの患者さんが来院されていて「十分な会話時間」が確保できない状況を、「患者さんとどんな会話をしたかを覚える」努力と工夫で補い、前回の来院時の会話を覚えていて、次回来院時には、必ず前回の会話の内容を発展させるというコミュニケーション方法をとって、逆に患者さんとの信頼関係をつくっています。

1日に50人以上も患者さんが来院し、しかも週に1回きりの来院で、患者さんとの会話を覚えていることができるだろうかと、お感じではないでしょうか？　実は、この医院では、患者さんとした会話を覚えておく目的で「会話カルテ」をつけています。

それは特別なことではなく、患者さんとの会話で印象に残ったことを、毎回メモしていくだけの作業です。カルテを見れば、前回どのような治療をしたかを思い出せるように、会話についても「会話カルテ」を見れば、前回の会話の内容を思い出せるのです。とはいっても、「会話カルテ」をつけている先生はほとんどおられないでしょう。

この先生は「会話カルテ」を見れば、前回来院されたときに、その患者さんと話をしたことを思い出せるので、患者さんの次回来院時に、前回会話したことを話題にすることができるのです。そうすると、

「こんなにたくさん患者さんが来ているのに、この前の会話を覚えていてくれるんだ」

「しっかり聞いてくれているんだ」

というように、不満を防ぐだけではなく、信頼関係をつくることができるのです。

(3) 「アンケートBOX」を設置する

皆さんの医院では、患者さんに対してアンケートを実施したことはありますか？

定期的にアンケートを実施していますか？

ここで紹介するのは、1回きりとか、年に1回というアンケートではなく、歯科医院に常時「アンケートBOX」を設置して、患者さんの声を聴くアンケート用紙を、受付スタッフや先生自身から患者さんに手渡しして、患者さんにアンケートに答えていただき、「アンケートBOX」に入れていただく方法です。「アンケートBOX」を常時設置して、すべての患者さんにアンケートをお願いすることで、いつも患者さんの声を聴いている医院であることを、患者さんに伝えることができます。

また、ある歯科医院では、アンケートを印刷したハガキを、治療が終わった患者さんにお渡しして、アフターフォローとして実施しています。アンケートのタイミングは違いますが、常に実施することで、

・患者さんの声を〝聴いていること〟
・患者さんの声を〝聴き続けていること〟

を患者さんに表現することができます。これらを併せて医院が実施することで、患者さん自身が「大切にされている」と感じていただけるようになるのです。

(4)「聴く」ことにこだわる

「聴く」という、小さなことにこだわった患者さんフォローを実施して、患者さんとの信頼関係を、今以上に強くされてみてはいかがでしょうか？

その、患者さんの声を「聴く」ということにこだわっている医院の姿勢が患者さんに伝わると、「話を聴いてくれる医院」という、ブランドができあがっていくのではないでしょうか？　「聴く」ことにこだわった患者さんのフォロー体制をつくり、患者さんとの信頼関係をつくりあげることが、歯科医院経営のリスクを減らすことにも、そして自医院のファンをつくるためにも、大切なことになります。

2 ドクハラから学ぶ患者さんとの信頼関係づくり

マスコミでよく取り上げられるようになった「ドクハラ」はご存知ですね。セクシュアル・ハラスメントの略語である「セクハラ」が、流行語大賞に選ばれたのは1989年のこと。世のオジサマたちや上司が突如、女性社員から非難を浴び、ずいぶんと肩身の狭い思いをしました。

あれからアッという間に15年。今では、ドクターハラスメント、略して〝ドクハラ〟という言葉を耳にする機会も増えてきました。2003年6月14日の各新聞にも、次のような記事が載っていました。

――都の「患者の声相談窓口」相談者1万人突破

東京都が設置する「患者の声相談窓口」の相談者数が、2002年度は10261人と、前年度を7・8%上回り、医師の言葉で傷ついた、いわゆる「ドクターハラスメント」が目立つことが、都のまとめでわかった。

相談内容の内訳は「健康や病気に関すること」が、2016件と最多だが、「職員の対応に関すること」が1387件で続いており、この中にドクターハラスメントとみられる事例が多く含まれていた。

具体的には「症状が軽いのになぜきた」「注射の失敗はあなたの血管が細いからだ」など。「こんなにひどくなるまでなぜこなかった」と、怒鳴りつけられた例もあった。また、「インフォームド・コンセント（十分な説明と理解にもとづく同意）」にかかわる問題が全体の約2割を占め、「検査結果の説明がない」「専門用語を多用するのでわからない」などの苦情も目立った。

都健康局は「相談内容を公表することで、各医療機関の患者の対応改善につなげたい」としている（2003年6月14日付日本経済新聞朝刊より）――

「ほんの〝冗談〟のつもりだったのに……」

「知らない間に傷つけていたなんて……」

などなど。上司やサラリーマンやオジサマたちが後悔したのと同じように、歯科医師の皆さんが後悔しないためにも、日頃の心構えが大切です。〝備えあれば憂いなし〟です。

〝ドクハラ〟という言葉は、まだ〝セクハラ〟ほど一般的ではありませんが、周囲の人に「歯医者さんで、嫌な思いしたことある？」と聞くと、「ある」と答える人は、けっこう多いのではないでしょうか。

本書を書くにあたって、自分の周りの人たち、とくに女性たちに聞いてみたところ、がっかりするくらい、たくさんの人が「ある」といっていました。謙虚に、患者さんの声だと思って、読んでみてください。

■友人Kさん（女性）／学生時代、就職活動中に歯科医院に通院。就職活動で、なかなか通院できないKさんに先生がひと言！

先　生「これじゃ治療がすすまないね。就職活動ってそんなに大変なものなの？　ボクってほら、歯医者だから、そういうのないし、就職活動の大変さって、わからないんだよね」

たとえば、何社も就職試験に落ちている人が、この言葉を聞いたらどう思うでしょうか？　今の時代、就職難は学生だけではなく、リストラされたオジサマ世代にも、深刻な問題として広がっています。

■友人Uさん（女性）／親知らずの抜歯のため通院。「抜歯後、顔が腫れますか？」との質問に先生がひと言！

先　生「抜歯後の、顔の腫れは1週間ぐらいで治るけど、もともとの顔の腫れは治らないよ（笑）」

先生は、冗談のつもりでも、患者さんには冗談とは思えないのではないでしょうか。とくに、容姿にかかわる発言には、女性・男性問わず気をつけたほうがいいでしょう。

その他にも、歯科衛生士さんの「こんなひどい歯並び、初めて見たわ（笑）」という言葉に傷ついたなどなど、いろいろとありました。

いかがですか？

〝ドクハラ〟も同じではないでしょうか？　先生方にとってはたわいもない会話でも、〝患者さん〟にとっては、耐えがたい内容なのかもしれません。ですから、〝ドクハラ〟を防ぐためには〝患者さんの物差し〟〝患者さんの気持ち〟を、考慮することが大切になってきます。

セクハラが話題になりはじめると、一斉に女性社員たちが主張を始めたように、〝ドクハラ〟が話題に上れば上るほど、患者さんたちの主張は勢いを増します。その時に、きちんと対応するのは当たり前として、「先生、今の〝ドクハラ〟じゃないですか！」といわれる、その前の〝予防〟が、とても大切になるのです。

では、〝予防〟の一つとしての〝備え〟を、もう少しお話ししましょう。

患者さんの〝物差し〟を持つことの大切さはお話ししましたが、歯科医院にはさらに**〝プラスαの備え〟**が必要になってきます。それは、歯科医院の構造上の問題に関係しているのですが、おわかりになりますか？

それは診療室の構造です。まだまだ多くの歯科医院では、診療室のユニットが横並びで、ユニットの間に仕切りはあるものの、お隣の会話は、丸聞こえというのが現状ではないでしょうか。そうした環境で、先生が発するひと言が〝ドクハラ〟に当たるのであれば、それは先生とその患者さんだけの問題ではすまされなくなってしまいます。たとえば、前述の友人Uさんへの先生のひと言。

「抜歯後の顔の腫れは1週間ぐらいで治るけど、もともとの顔の腫れは治らないよ（笑）」という発言を、隣のユニットの患者さんやスタッフが聞き、〝クスクス〟と笑い出したとしましょう。その場合Uさんは、先生のひと言で傷つき、周囲に笑われまた傷つき、二重の苦しみを味わうことになってしまいます。Uさんはひどい屈辱感を感じ、その怒りはおさまりません！　そして、ある決意をするとしましょう。テレビ番組でよく聞くあのフレーズ、そう、「訴えてやる！」です。

〝セクハラ〟が話題になった頃、「部下である女性社員が上司を訴えるなんてとんでもない」と、誰もが思ったはずです。しかし、実際に〝セクハラ〟を扱った裁判は行われ、上司に対して損害賠償命令の判決なども下されています。

今までは、裁判を起こしたいくらい不満に思っていることがあっても、裁判を起こすすべを知らないために、胸に秘めている人がほとんどだったのです。しかし、法律番組の人気にともない、それも明らかに変わってきています。と書くと、〝訴えられる？〟や〝本人以外もドクハラ？〟と読んでいくうちに、背筋がゾクゾク、頭がガンガン痛くなってしまいそうです。

でも、ご安心ください。〝ドクハラ〟について、私の周囲の話を聞き、実感したことがありました。実はここからが、このテーマのポイントです。その大切なポイントを教えてくれたのは、〝ドクハラ〟について、いろいろと聞きこみをしている際の、ある女性の発言です。その女性は「同じ内容のことを、A先生にいわれたら〝ドクハラ〟だけど、B先生にいわれたら〝嬉しい〟もの」といっていました。

たとえば「○○さん、髪切られたんですね。すごく似合っていますよ！」とA先生にいわれると、〝やだー、ジロジロ見ないでよ〟と思うそうですが、同じことをB先生にいわれると、〝あっ、先生そんなところまで私のこと気にかけてくれているんだ〟と嬉しくなるそうです。

どうしてそんな違いが出てくるかと、その女性に聞いたところ、「〝ドクハラ〟って、結局、その先生のことを、好きか嫌いか、信頼しているか信頼していないかの問題じゃないかな！」ということでした。〝ドクハラ〟発言の内容もさることながら、日頃の患者さんの好き嫌いで、ずいぶんと先生の発言に対するとらえ方が違ってくるのです。

これは〝セクハラ〟の場合と同じで、いつも仕事をバリバリこなしている素敵な上司が、何をいってもそれは女性社員にとっては〝嬉しい〟に値し、いつも仕事をサボってばかりの上司が、何をいっても〝セクハラ〟ととられてしまうのと同じです。

結局、〝ドクハラ〟がどんなに問題になっても、根本的な問題は、日頃の〝信頼関係〟次第ということなのです。ですから、日頃から患者さんとの間に〝信頼関係〟を築くように心がけていれば、〝ドクハラ〟まがいの発言もしないでしょうし、急にあわてることも生じません。つまり、〝ドクハラ〟を受けたと思われてしまった先生と患者さんは、その以前から、信頼関係ができていなかったということなのです。

〝ちょっと自信ないなあ〟という先生は、この〝ドクハラ騒動〟を機会に、患者さんとの〝信頼関係〟の築き方、患者さんへの接し方を、スタッフも含めてじっくり話し合ってみてはいかがでしょうか。医院と患者さんの〝信頼関係〟は、ちょっとしたことの積み重ねから生まれます。こんな努力をしている歯科医院もあります。

今日の治療が終わったときに、必ず先生やスタッフが、

「〇〇さん、今日の治療や説明について、何か質問はございますか？　なるべく皆さんにわかりやすく説明するようにつとめてはいますが、わからない言葉などはありませんでしたか？」

とひと言をかけるようにしています。

いかがですか？　ちょっとしたことですが、「話を聴いてくれる」「聴く姿勢を持っている」ということが患者さんに伝わりませんか？

3 メールは患者さんに迷惑をかけずにいつも気づかうことができる

医院メールマガジンの発行は、Ｅメールの特長を活かしたものです。しかし、前述のように多くの医院では、歯科医院経営にメールを活用していないのが現実です。そのため、まず患者さんのメールアドレスを取得する習慣をつけていただき、次に、実際に医院経営に活用して、「こんな効果は、これまでの方法では得られないな」と、その効果を実感していただきたいものです。

そこで、患者さんのメールアドレスを取得したその日からすぐに実践でき、患者さんとの信頼関係づくり、紹介患者さんを増やす効果を、すぐに体験できる方法をご紹介しましょう。

Ｅメールの特長の中でも、とくに「**双方向のコミュニケーションがとりやすい**」というのが、歯科医院経営にとって、Ｅメール活用の最大のメリットだと思います。たとえば、こんなところにＥメールを活用すると、すぐに効果を体験していただけるはずです。

皆さんの医院の中には、今日来院した患者さんに、その日の夜などに「まだ痛みますか？」「ちゃんと噛めますか？」などと電話して、患者さんへのフォローを実践している先生もおられると思います。この方法は、昔からアメリカの一般企業やお店でよく使われているもので、営業の世界では書籍やセミナーなどでも紹介されていて、一般的になっています。

ただし、〝一般企業やお店〟というのがポイントです。お客様の満足感は、モノを買ったときが一番最高潮で、買った瞬間から下がっていき、「これが本当に一番良い商品だったのかな？　もっと良い商品があったかもしれない？」と、どんどん不安になっていきます。買った後のほうがパンフレットやホームページを見たり、すでに商品を買ったのに、その商品の紹介が載っている雑誌を買ってしまったりという行動に出て、「自分の選択は間違いなかったんだ」と、自分で自分を説得させようとします。

皆さんも、そんな経験ありませんか？　実は、そのお客様の不安を抑えて安心してもらうために、「何かご質問や困ったことはないですか？」とか「本当にありがとうございました」と会社や営業が電話すると、「商品の解約防止などに効果があってよい」といわれていて、多くの企業などで実践されています。

「**私のことを大切にしている医院**」

「**しっかりとフォローしてくれる医院**」

ということを、患者さんに伝えるためには効果はあるので、歯科医院でも実践されているかと思います。しかし、これを単純に歯科医院で実践してしまうと、逆に患者さんに不信感を与えてしてしまうという結果にもなりやすいのです。

ある女性が「歯が痛くて歯医者さんに行ったら、その日の夜に、〝まだ痛みますか？〟って先生から電話がかかってきたんです。この先生、何考えているんだろう？　患者の気持ちが全然わからないんだなぁと思った」といっていました。

皆さん、この女性が、どうしてこのように感じてしまったかおわかりになりますか？

その答えは単純です。

「歯が痛いということは、話をするのが辛いということでしょ！　何でそんなときに電話してくるんだろう。患者のことを考えて電話しているのかもしれないけれど、患者の気持ちがわからない、無神経だよね」ということです。

そうなんです。歯が痛いときに電話で話をするのは辛いんですよ。自慢することでは全然ないのですが、私も歯の治療をたくさん経験しているのでわかります。その時に電話をしてくるのは、患者さんのためを思ってしていることでも、逆に「専門家なのに、どうしてこんなときに電話をしてくるの？」となってしまいます。

この患者さんに対する気持ちはとっても素晴らしいことですから、電話ではなく、患者さんが口を使わなくてすむように、メールで連絡すると、先生の患者さんに対する気持ちが、そのまま伝わりやすくなります。

このような患者さんとのコミュニケーションを、電話ではなくEメールを取り入れることで、患者さんに迷惑をかけないようにでき、患者さんとの信頼関係づくりに効果を発揮します。つまり〝伝えたい人（お客様）に迷惑をかけにくい〟というEメールの特長が発揮されます。

このような体験をされたある先生は、新規で来院された患者さんのうち、メールアドレスを取得できた患者さんに対して、その日の診療終了後に「不具合や痛み、ご質問などございましたら返信してください。後ほど返答させていただきます」というメールを送ることを始めました。

そのことで、またこの先生は大きな効果を体験できました。それは「患者さんは、自分にこんなに質問したいことがあったんだ！」とわかったことです。つまり、患者さんは治療を受けている最中は話がしづらい、また、治療が終わって先生に質問しようと思っても、他の患者さんが待っているのをみると、遠慮して質問できなくて、質問したいことや不満をそのまま持ち帰ってしまう――これまでは、そんな繰り返しを、患者さんはしていたのかも知れません。

他の患者さんがいると遠慮したり、聞かれるのが嫌で先生に質問するのをためらってしまったり、先生が忙しそうにしていると余計に遠慮して、質問したいこともそのままになってしまうという患者さんが、とても多いということです。

そういった、自分から先生にアクションを起こすのが苦手な患者さんも、先生のほうから先にアクションを起こして、先ほどのようなメールを送ってあげると、それに返すことは簡単です。

そうすると、患者さんはそのメールを返信するだけで質問ができ、また先生が忙しそうで、質問をするのが申し訳ないと遠慮していた患者さんも、自分の都合のよい時間に質問を書いて先生にメールを送るけど、先生も忙しくない都合のよいときに読んで返信してくれればという気持ちで、質問が送りやすくなります。

ですから、先ほどの先生のように、患者さんからの質問が返ってきて、これまでの方法では体験できなかった、患者さんとのコミュニケーションが図れるようになったのはもちろん、これまでは集められなかった患者さんの生の声が集められるようにもなります。

・伝えたい人（お客様）にダイレクトに届く
・伝えたい人（お客様）に迷惑をかけにくい
・双方向のコミュニケーションが取りやすい

という、Ｅメールの特長が発揮されます。

いかがですか？

このような簡単な使い方でも、Ｅメールを活用することで効果を体験できますので、まずは実践されてみてはいかがですか？　院長のこの行為が口コミで広がって、この医院ではこれまでと違った言葉で紹介を受けた紹介患者さんが増えています。

4 最初と最後の接点は院長が持つ

「待合室から診療室に通す」

「診療室から待合室へ送り出す」

この二つを必ず院長が担当します。ここまで徹底している医院はあまりないと思いますが、女性の患者さんを口コミで増やしていくには非常に効果的です。

「院長からとっても大切にされている」ことが伝わりますし、「院長がしっかりと対応してくれるよ」という口コミが、女性の患者さんの間で伝わるからです。この先生は、とくに女性の患者さんを意識されているわけではなかったのですが、結果的に女性の患者さんを増やす効果が出ています。

「待合室から診療室に通す」

「診療室から待合室へ送り出す」

ことをされている先生は少ないのですが、女性の患者さんが多い医院の共通点は「**最初と最後の接点は院長が持つ**」――患者さんがユニットに座られていたら、今日は勤務医か、歯科衛生士のほうが担当する内容で、院長がする治療がなくても、必ず最初は院長がその患者さんと話をして、口の中を診てから、勤務医やスタッフにバトンタッチします。そして、治療が終わったときも、必ず勤務医やスタッフからバトンタッチして、今日はもう治療することがなくても、院長が話をして、口の中を確認して、お疲れさまでしたと終わる、ということを徹底されています。

皆さんの医院ではいかがですか？　スタッフの方が「○○さんは、今日はもう終わりでよろしいですか？」と、先生に声をかけられたときに、「ハイ、終わりにしてください」というかたちで終わっていませんか？

いかがでしょうか？　ちょっとしたことですが、女性の患者さんの満足度は全然違ってきますし、実は女性患者さんからのクレームにもつながりやすいケースでもあるのです。

「とくに女性の患者さんは院長に治療をしてほしい、治療をしてもらいに来ている」と思っている人がほとんどです。ですから、来院して1回も院長が接点を持たないのは論外ですが、最後は院長が接点を持って口の中を診てもらわないと、「院長は私ではなく、他の患者さんが大切なんだ。私は大切に扱われていない」と、不満を感じてしまう方が多いのです。

中には「私は院長に治療してもらいに来ているの」とクレームになるケースもあります。

女性患者さんが多い医院では、できれば院長がすべて対応する「私専属」がベストでしょうが、それは不可能ですから、最初と最後に接点を持つことで、「院長に治療してもらった」という満足感を与えることが大切になるのです。

女性患者さんが多い医院の先生は、自然にこのことを実践していたり、意識して実践して、女性患者さんの満足感を上げておられます。

実はこの**「最初と最後の接点は院長が持つ」**は、女性のお客様が多い美容室では、お客様の満足度を上げるために行われていることです。皆さんの中で、美容室に行かれている方は経験があると思いますが、たとえば、カット、シャンプー、セットが終わった後、セットを担当していたスタッフが「先生お願いします」と、店主の美容師さんを呼んで、その店主の美容師さんが確認した後、必ず「ほんのちょっと」だけカットしませんか？

この行為は、先ほどの歯科医院の例と同じく、女性の患者さんの満足度を上げるためにしているケースがほとんどだそうです。

私も、担当の美容師さんに聞いてみたことがありますが、「本当は、もう切らなくても全然いいんだけど、そうすることでお客様が安心してくれるから……」ということでした。女性の多い美容室では、それくらい気をつけるのが当たり前になっているのです。

女性の患者さんが増えない医院、さらに増やしたい医院で、こうしたことを実践されていないようでしたら、ぜひ実践してみてください。

終章

医院を確実に成功させ続けるために

〝割れ窓理論〟が医院を変える！

皆さんは、ケリング博士の「割れ窓（割られた窓）理論」をご存知でしょうか？

「割れ窓（割られた窓）理論」とは、次ページの図のようなものです。

たった1枚の小さな「割れ窓」が、街全体の荒廃の原因となるという考えです。事実、40～50年前の米サンフランシスコでは、空き家になった住宅にヒッピーが住みつき、美しい街が、荒廃の危機に直面した経緯があったそうです。

この理論を街の健全化に採用したのが、前ニューヨーク市長のジュリアーニ氏。1994年、NY市警察本部長にブラットン氏を任命し、ニューヨークの街角から〝割れた窓〟の一掃をはかったそうです。そして、その10年後の2004年5月24日。現ニューヨーク市長のブルームバーグ氏は、米連邦捜査局（FBI）の2003年犯罪統計で、同市の犯罪発生率が、前年比5・8％減少し、かつて犯罪都市として知られたニューヨークが〝もっとも安全な大都市〟の座を維持したと発表しました。

割れた窓ガラスを修理したり、ビルの壁の落書きを消してなくしたりと、軽微な犯罪を一つずつ取り締まっていってなくすことで、犯罪都市として知られたニューヨークを、

●建物やビルの窓ガラスが割られる
↓　↓　↓
そのまま放置
↓　↓　↓
●外部からその建物は管理されていないと認識
↓　↓　↓
●割られる窓ガラスがさらに増加
↓　↓　↓
建物やビル全体が荒廃
↓　↓　↓
●さらに地域全体が荒れ、街が崩壊する

もっとも安全な大都市に、大変身させることに成功したのです。つまり〝窓ガラス〟たった1枚に気を配ることで、犯罪都市をもっとも安全な大都市に大変身させたのです。

日本でも、札幌のススキノの繁華街で犯罪を減らすために、この「割れ窓（割られた窓）理論」が取り入れられました。路上駐車を「割れた窓」と考え、路上駐車を徹底的に取り締まった結果、いつも誰かが見ている状態をつくり上げ、犯罪を激減させることに成功したとテレビで報道されていました。

つまり、小さなこと、ちょっとしたことにこだわって、それを一生懸命に変えることで、根本的な問題を解決することに成功したのです。なぜ、小さなこと、ちょっとしたことを変えることで、大きな変化が起きるのでしょう？

その理由は、

一つの小さなことで、全体をイメージする

一つの小さなことで、全体を決める

そんな習性が人間にあるからではないでしょうか？

たとえば、1人の警察官や政治家が罪を犯したというニュースを見たとき、他の警察官や政治家も、みんな悪いことをしているという印象を受けたことはありませんか？

初めて会った人に対して、第一印象だけで、その人の全体の印象を決めていませんか？

いかがでしょうか？　こんな経験皆さんにもありませんか？

このように、人間は一つの小さなことで、全体をイメージする習慣があります。ですから、一つの小さなことに対するイメージが変化すれば、全体も変化したのではないかと思って、変化したと決めて考えるようになってしまうのです。

以前、テレビを見ていたら、料理評論家の山本益博さんが、「極上の宿」というテーマで、お気に入りの旅館を紹介するという番組が放送されていました。山本氏は料理評論家として、雑誌やテレビで活躍されており、今までに、フランス料理をなんと4000回も食べてきたことで有名です。

そんな山本氏が語る〝いい宿の見極め方〟が、歯科医院経営にとっても重要なヒントを与えてくれます。フランスの三ツ星レストランを制覇したといわれる氏が、どこをポイントにするのかと思ったら、あまりにも普通のことでしたので、逆に興味をもってしまいました。

山本氏のポイントは〝冷蔵庫〟と〝天井〟という、〝小さなこと〟にありました。いい宿の冷蔵庫は、飲み物のラベルが、お客様側にきれいに向いているとのこと。山本氏曰く、「冷蔵庫に飲み物がそろっているのは当たり前。その〝ラベルの向き〟（小さな一つのこと）にまで気づかいが感じられる旅館は、他のこと（全体）に対しても気づかいが感じられ、はずれは少ない」そうです。

そしてもう一つ、いい宿の天井はきれいに掃除されているとのこと。旅館の従業員が、天井を見上げることはほとんどないでしょうが、お客様は部屋でゴロンと横になるものです。横になったお客様の目に入るもの、それが天井です。

天井（小さな一つのこと）にまで気づかいがなされている旅館は、他のところ（全体）にまで気が行き届いていることが多いといいます。いわれてみれば、天井のお掃除まで気づかいができる旅館が、玄関やお風呂の掃除に手を抜くはずがないと思いませんか？

逆に、玄関が汚れていただけなのに、玄関の掃除もろくにできないのに、その他がキレイなわけはないと、そんな印象をもってしまいませんか？

一つのことをキチンとしていると、全体もキチンとしているイメージを持つ

一つのことがキチンとできないと、全体もキチンとしていないイメージを持つ

このことでもわかるように、人のイメージの持ち方とは案外単純なものです。

皆さんも、そんな印象を持ってしまいませんか？

一つの小さなことで全体をイメージする
一つの小さなことで全体のイメージを決める
このことは歯科医院でも同じことがいえると思います。

ある先生から「予防歯科や審美歯科をはじめたけど、うちの医院の患者さんは関心がないみたいなんですが、どうしたらいいでしょうか？」

というご相談をいただきました。

この歯科医院では、これからは〝ホワイトニング〟や〝ＰＭＴＣ〟に力を入れていきたいとのことで、待合室に、予防や審美を啓蒙するためのさまざまなポスターが貼られていましたが、患者さんの反応はイマイチということでした。

その先生はひと言。

「まだまだ、予防や審美に興味のある患者さんは少ないですから……」

しかし、本当にそうなのでしょうか。

私は〝ホワイトニング〟や〝ＰＭＴＣ〟に関心のある患者さんが、周りに少ないのではなく、残念ながら、この医院に予防や審美に関心のある患者さんが来ていないだけではないかと思いました。

では、予防や審美に関心のある患者さんって、どんな患者さんでしょうか？

たとえば、歯の黄ばみが気になる人、まったく気にならない人、それぞれどんな患者さんをイメージされますか？

たとえば、男性よりも女性、年配者よりも若年層、それだけではありません。予防や審美に関心があるような患者さんは、他の人より、細かいこと、小さなことも気になるタイプの方々ということではないでしょうか。

たとえば、ご自身の歯の黄ばみを気にし、〝ホワイトニング〟に関心のある患者さんは、待合室のホコリやトイレの汚れなどにも、他の患者さん以上に敏感だとは思われませんか？　まして、関心のある大半の方が、日頃から自宅や会社で掃除をする機会の多い女性の患者さんであれば、なおさらではないでしょうか。

この先生の医院は、内装はオシャレで設備なども最新のモノばかりですが、残念ながら、お世辞にも掃除がされている衛生的な医院とはいえず、待合室もホコリがあったり、雑誌が乱れて置いてあったり、トイレや水周りの汚れも目立ちました。そんな医院に、細かいことが気になる患者さんが来院されたとしたら、どんなイメージを持つでしょうか？

こんなことに気をつかわない医院では、医院全体のレベルも……、ましてや〝ホワイトニング〟や〝ＰＭＴＣ〟の技術も……と不安に思ってしまい、他の医院に行ってしまう可能性が高いと思われませんか。

逆に、そんな医院の不衛生さが気にならずに来院し続けている患者さんは、ご自身の歯が黄ばんでいたとしても、なかなか気にならない方が多いのではないでしょうか。

院内の掃除に気をつけていなかったので、医院全体に衛生さが感じられず、その雰囲気が、自分の歯について関心度が低い患者さんの層をつくり上げていたのです。掃除に気をつけていなかったという、一つの小さなことで、患者さんの医院全体に対するイメージをつくりあげ、患者さんの層までつくり上げていたのです。

ですから、この医院では、掃除という小さな一つのことに一生懸命取り組むことで、医院全体の雰囲気や衛生面などに気を配るようにしました。

そうすると、掃除を徹底していることが患者さんにも伝わり、ちょっとしたところまでに気配りがされている、とても衛生的な医院というイメージを持っていただけるようになりました。そして、これまでなかなか定着しなかった女性の患者さんの数を増やすことに成功して、それにともない、予防歯科も審美歯科も、患者さんに受け入れられるようになったのです。

医院のイメージや患者さん層という「大きなこと」を変化させた原因は、掃除という「小さなこと」を変化させたことにあるのです。大きなことを変化させるカギは、お伝えしたように、小さなことを変化させることにあります。

一度にたくさんのことを変化させようとせず
一度に全体を変えようとせず

一つのこと、小さなこと、ちょっとしたことにこだわって変化させていけば、全体も変わっていきます。

その点は、「トップ1％歯科医院倶楽部」会員様の医院が抱えている課題を解決したり、もっとこういう医院にしていきたいという希望の実現のために、変化させる「割れ窓（小さなこと）」を見つけ、変化させるサポートをしていった結果、たくさんの会員様の医院が変化していったことを目にしてきて確信しています。

皆さんの医院の抱えている課題、もっとこういう医院にしたいという理想、そうした大きなことを変化させる、皆さんの医院の「割れ窓」（小さなこと）は何でしょうか？

まずは、「割れ窓」（小さなこと）を見つけて、徹底的にこだわって変化させてみてはいかがでしょうか？　必ず皆さんの医院に素晴らしい変化が生まれるはずです。

澤泉　千加良

〔著者のプロフィール〕
澤泉　千加良（さわいずみ　ちから）
㈲ファイナンシャルプラス代表取締役。主宰する「トップ1％歯科医院倶楽部」会員歯科医院（全国65医院超）の経営（増患増収、スタッフ育成中心）をサポートするかたわら、パートナーシップを結ぶ全国の100を超える歯科医院サポート会計事務所、生命保険営業の顧客歯科医院の経営サポートも行う。歯科医師会・同窓会等で多数の講演活動中。『歯科医院経営』（クインテッセンス出版）の連載でも好評を博し、著書に『紹介・口コミで患者さんは絶対増える』（クインテッセンス出版）がある。
〔連絡先〕　㈲ファイナンシャルプラス
〒103-0027 東京都中央区日本橋 1-2-16　BLUE MARK83　601号
TEL 03-3275-8148　　FAX 03-3275-8284
E-mail ： info@e-8148.com
URL ： http://www.e-8148.com
http://blog.e-8148.com

★ご購読に感謝して『患者さんの目線から』小冊子（Part1、Part2）の2冊をプレゼント。小冊子のご請求やお問い合わせなどは上記連絡先まで。

歯科医院経営実践マニュアル
患者さんを増やす仕組みづくり

2006年5月10日　第1版第1刷発行
2009年3月20日　第1版第2刷発行

著　　者　澤泉《さわいずみ》　千加良《ちから》

発 行 人　佐々木一高

発 行 所　クインテッセンス出版株式会社
東京都文京区本郷3丁目2番6号　〒113-0033
クイントハウスビル　電話（03）5842-2270（代表）
（03）5842-2272（営業部）
（03）5842-2280（編集部）
web page address　http://www.quint-j.co.jp/

印刷・製本　シナノ印刷株式会社

ISBN978-4-87417-906-2　C3047

定価はカバーに表示してあります

歯科医院経営実践マニュアル

紹介・口コミの具体策・留意点・事例が盛り込まれた、究極の増患策！

第9弾

紹介・口コミで
患者さんは絶対増える

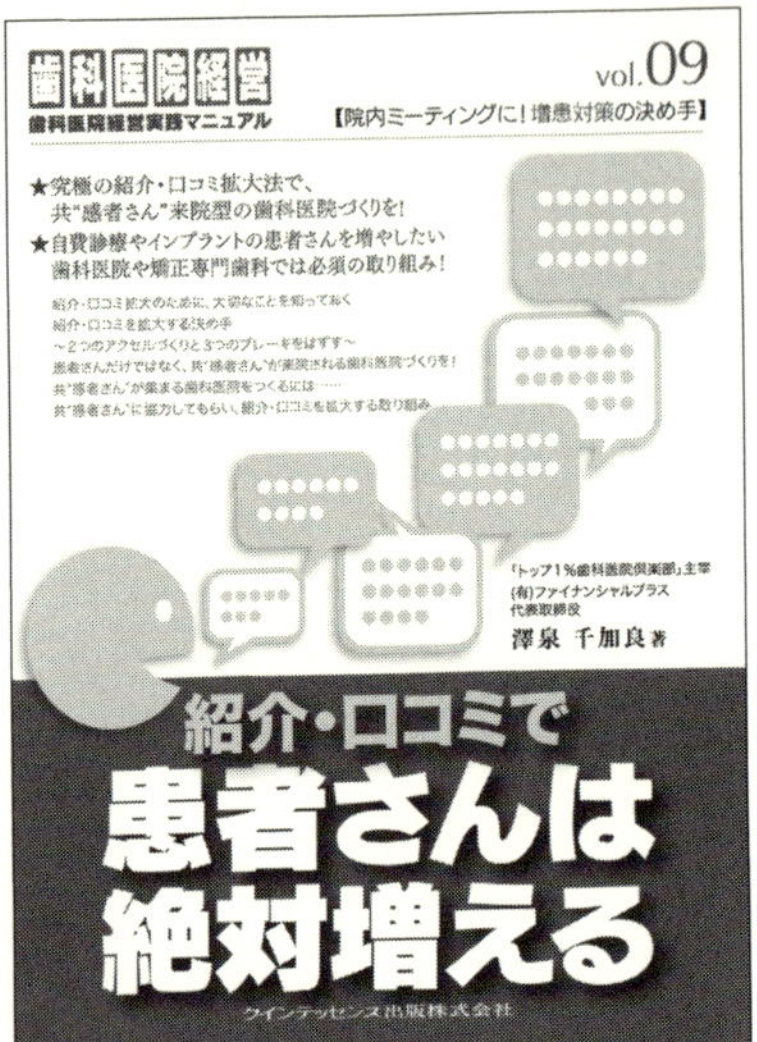

★ もくじ ★

澤泉千加良（有）ファイナンシャルプラス 代表取締役

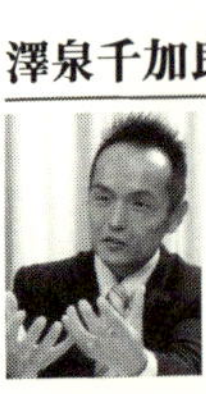

主宰する「トップ1%歯科医院倶楽部」会員歯科医院（全国65医院超）の経営（増患増収、スタッフ育成中心）をサポートするかたわら、パートナーシップを結ぶ全国の100を超える歯科医院サポート会計事務所、生命保険営業の顧客歯科医院の経営サポートも行う。歯科医師会・同窓会等で多数の講演活動中。『歯科医院経営』（クインテッセンス出版）の連載でも好評を博し、著書に『患者さんを増やす仕組みづくり』（クインテッセンス出版）がある。

●サイズ：A5判　●192ページ　●定価：2,100円（本体2,000円・税5%）

クインテッセンス出版株式会社
〒113-0033　東京都文京区本郷3丁目2番6号　クイントハウスビル
TEL. 03-5842-2272（営業）　FAX. 03-5800-7592　http://www.quint-j.co.jp/　e-mail mb@quint-j.co.jp